G. BRÜSCHKE · DER SIDEROCYT

SCHRIFTENREIHE
HÄMATOLOGIE UND BLUTTRANSFUSIONSWESEN

HERAUSGEBER:

Prof. Dr. med. habil. Fritz Jung · Prof. Dr. med. habil. Otto Prokop
Prof. Dr. med. habil. Samuel Mitja Rapoport

WISSENSCHAFTLICHE REDAKTION:

Dozent Dr. med. habil. Horst Stobbe

BAND 1

1962

AKADEMIE-VERLAG · BERLIN

DER SIDEROCYT

Ein Beitrag zur Physiologie und Pathophysiologie der Erythropoese

GERHARD BRÜSCHKE

Dozent Dr. med. habil.
Oberarzt an der
I. Medizin. Universitäts-Klinik der Charité, Berlin

Mit 24 Abbildungen

1962

AKADEMIE-VERLAG · BERLIN

Erschienen im Akademie-Verlag GmbH, Berlin W 8, Leipziger Straße 3–4

Lizenznummer: 202 · 100/409/62
Gesamtherstellung: Druckhaus „Maxim Gorki", Altenburg
Bestellnummer: 2116/1 · ES 17 F 1, 17 C 1 · Preis: DM 27,50

INHALTSVERZEICHNIS

Einleitung VII

I. Der Eisenstoffwechsel im Rahmen der Erythropoese 1

II. Die physiologische und pathophysiologische Bedeutung siderophiler Granula der roten Zellreihe 6

1. Die Methodik der Darstellung siderophiler Granula 6
2. Die Morphologie des Siderocyten 10
3. Das Vorkommen siderophiler Erythrocytengranula bei verschiedenen physiologischen und pathologischen Zuständen 11
   a) Das physiologische Vorkommen 11
   b) Das vermehrte Vorkommen von Siderocyten bei der Bleivergiftung 20
   c) Das vermehrte Vorkommen von Siderocyten nach Splenektomie 26
   d) Das vermehrte Vorkommen von Siderocyten bei hämolytischen Anämien . . 33
   e) Weitere pathologische Zustände mit Siderocytenvermehrung 35
4. Die Alterszuordnung der Siderocyten innerhalb der Erythrocytenpopulation . . 39
5. Die Chemie der siderophilen Granula 50
6. Beziehungen der siderophilen Granula zu intraerythrocytären basophilen Substanzen 53
7. Sideroblasten 54
8. Das weitere Schicksal von im Blut zirkulierenden Siderocyten 58
9. Abgrenzung der siderophilen Granula gegenüber anderen Erythrocytenstrukturen 59

III. Diskussion und zusammenfassende Besprechung der Ergebnisse 60

Literatur 65

EINLEITUNG

Die Nachweismöglichkeit ionisierbaren, nicht dem Hämoglobinmolekül angehörenden Eisens in den Erythrocyten wurde bereits Ende des vorigen Jahrhunderts von Bizzozero (1885), Macallum (1896), Ehrlich und Lazarus (1898) erwähnt, ohne daß diese Befunde wesentlich beachtet wurden. Ein erneuter Hinweis wurde 1928 von Proescher und Arkush gegeben; jedoch erst nach dem Bekanntwerden der Untersuchungen von Grüneberg im Jahre 1941 befaßten sich verschiedene Autoren systematisch mit dieser Frage.

Grüneberg bezeichnete Erythrocyten, die ionisierbares, mit bestimmten Methoden anfärbbares Eisen enthalten, als „Siderocyten". In Analogie zu diesem Begriff, bei dem es sich um die kernlose Zelle handelt, wurden Erythroblasten mit gleichen Einschlüssen später von Kaplan, Zuelzer und Mouriquand als „Sideroblasten" bezeichnet, nachdem sie schon vorher von Grüneberg, McFadzean und Davis sowie von Dacie und Doniach beschrieben worden waren.

Grüneberg fand Siderocyten im Blut von neugeborenen Mäusen, die an einer rezessiv vererbten Krankheit litten (sogenannte flexed-tailed and belly-spot mice), außerdem bei normalen Ratten und normalen Mäusen in den ersten Lebenstagen, später auch bei menschlichen Feten. 1943 konnten Siderocyten von Doniach, Grüneberg und Pearson sowie von Pappenheimer, Thompson, Parker und Smith unter verschiedenen Bedingungen, besonders nach Splenektomie, auch beim erwachsenen Menschen nachgewiesen werden. Pappenheimer und Mitarbeiter fanden eine positive Romanowsky-Färbung der siderophilen Granula, während die Reaktion nach Feulgen negativ war.

Pappenheimer und Mitarbeiter hielten diese Granula für parasitären Ursprungs. Von manchen Autoren (McFadzean und Davis, Gasser) wurden die siderophilen

Granula auch PAPPENHEIMERsche Körperchen genannt mit Bezugnahme auf die Untersuchungen von PAPPENHEIMER.

Auffällig ist eine oft erhebliche Diskrepanz zwischen den bekannten Ergebnissen und deren Deutung durch die verschiedenen Autoren, besonders im Hinblick auf die pathophysiologische Einordnung und die Methodik der Darstellung siderophiler Erythrocytengranula. Aufgabe der hiermit vorgelegten Monographie ist der Versuch, die bisher bekannten Tatsachen und neuen Ergebnisse eigener Arbeiten auf dem Gebiet des Eisenstoffwechsels der roten Blutzelle zusammenzufassen.

Der Fragestellung entsprechend werden in einem ersten Teil die wichtigsten Tatsachen des Eisenstoffwechsels des Erythrocyten angeführt, während in einem zweiten Teil die Physiologie und Pathophysiologie des Siderocyten bzw. des Sideroblasten dargestellt werden, wobei zahlreiche eigene Untersuchungsergebnisse herangezogen werden konnten.

I Der Eisenstoffwechsel im Rahmen der Erythropoese

Nachdem man früher das Blutserum für eisenfrei gehalten hatte, wurde durch Untersuchungen in den letzten Jahrzehnten ein stets nachweisbarer, wenn auch quantitativ geringer Eisenspiegel im Serum gefunden. Dabei ist das Serumeisen nicht frei vorhanden, sondern durch ein β_1-Globulin, das Siderophilin oder Transferrin, gebunden. Das Eisenbindungspotential des Siderophilins beträgt nach LAURELL etwa 315 $\gamma\%$, der normale Serumeisenspiegel jedoch nur um 100 $\gamma\%$, so daß das Siderophilin nur zu etwa einem Drittel abgesättigt ist. Nach den Untersuchungen von JANDL und Mitarbeiter liegt in diesem Sättigungsbereich ein Optimum im Hinblick auf die Eisenutilisation durch das erythropoetische System, während bei einer Sättigung über 60% das Eisen an Gewebe abgegeben wird, die sonst relativ wenig eisenaffin sind. — Das proteingebundene Eisen liegt dreiwertig vor (SURGENOR und Mitarbeiter).

Während das Serumeisen mengenmäßig eine relativ geringe Rolle spielt, liegt der Hauptteil des Eisens im Blut in den Erythrocyten in Hämoglobinbindung vor, wobei 0,336% des Hämoglobinmoleküls auf das Eisen entfallen.

BARKAN wies nach, daß ein Teil des Erythrocyteneisens, das von ihm so genannte „leicht abspaltbare“ Eisen mit verdünnter, z. B. 0,4%iger HCl, als Ion abgespalten werden kann. BARKAN zeigte weiterhin, daß Kohlenoxyd die mittels Säure erfolgende Eisenabspaltung hemmt, wodurch eine Differenzierung innerhalb des „leicht abspaltbaren“ Eisens möglich ist. Ein Teil (rund 65%) des „leicht abspaltbaren“ Eisens reagiert reversibel mit O_2 und CO. Die Abspaltung erfolgt nur in der Form der Sauerstoffverbindung des „leicht abspaltbaren“ Eisens, während sie durch CO-Sättigung oder durch Austreiben des O_2 mittels eines indifferenten Gases vollständig gehemmt werden kann. Ein kleinerer Teil (rund 35%) reagiert dagegen nicht mit O_2 und CO.

Die chemische Zusammensetzung der Fraktionen des „leicht abspaltbaren“ Eisens ist bis heute nicht geklärt. HEILMEYER und PLÖTNER sind der Ansicht, daß ihnen eine Verbindung zugrunde liegen muß, die in bezug auf Lichtabsorption und Gasbindungsvermögen mit dem Hämoglobin übereinstimmt. Es wäre möglich, woran BARKAN selbst schon dachte, daß das Hämoglobin kein einheitlicher Stoff ist, sondern im Sinne HILLS aus zwei verschiedenen Hämochromogenen besteht, die sich hinsichtlich der Eisenbindungsfestigkeit unterscheiden. Die von BARKAN gefundene Unabhängigkeit von der Hämoglobinkonzentration sowie das reaktionskinetische Verhalten sprechen im Sinne dieser Möglichkeit. Die fehlende Porphyrinbildung ist kein Gegenbeweis seitdem wir wissen, wie leicht das Hämoglobinmolekül oxydativ aufgespalten werden kann, wobei das Hämoglobin zu uncharakteristischen harnfarbstoffähnlichen Körpern abgebaut wird (LINTZEL).

Entsprechend den Versuchen BARKANS haben MILLER und HAHN in Isotopenversuchen beobachtet, daß der Zusatz schwach konzentrierter Säure im Blut zur Freisetzung von 3 bis 23% des Radioeisens der Erythrocyten führt, wobei das Hämoglobin durch die Säure nicht gespalten wird. Die gleichen Autoren kamen zu dem Ergebnis, daß es sich bei dem „leicht abspaltbaren" Eisen um ein durch Einwirkung von HCl und O_2 auf das Hämoglobin gebildetes Kunstprodukt handeln müsse. GREENSTEIN und MOORE schlossen sich dieser Deutung an und erwogen die Möglichkeit, daß ein kleiner Teil des „leicht abspaltbaren" Eisens zum intraerythrocytären Verdoglobin gehören könne.

Nach den Versuchsergebnissen von THORELL, HAMMARSTEN und Mitarbeitern kann es als gesichert gelten, daß die Hämoglobinsynthese im Stadium des polychromatischen Erythroblasten beginnt. Untersuchungen von SALERA und TAMBURINO mit ^{59}Fe lassen erkennen, daß demgegenüber die Eisenaufnahme gerade in den unreifsten Erythroblasten, und zwar im Stadium des Überganges von der präerythroblastischen zur orthochromatischen Zelle am größten ist. Hämoglobinsynthese und Eisenaufnahme laufen also nicht parallel; es scheint vielmehr in den unreifen, kernhaltigen roten Zellen eine Akkumulation von Eisen stattzufinden, das dann später im Ablauf der Zellreifung zum Aufbau des roten Blutfarbstoffes verwendet wird.

THORELL erkannte als Ergebnis von Untersuchungen über Zellwachstum und Zelldifferenzierung, daß bei den Erythroblasten die Differenzierung zu ihrer spezifischen Funktion erst dann vollzogen wird, wenn das Wachstumsstadium abgeschlossen ist. Durch mikrospektrographische Messungen im ultravioletten Licht wurde der Ribonucleinsäuregehalt des Cytoplasmas bestimmt, der während der Wachstumsphase über 5% beträgt, im Laufe der Reifung aber zusammen mit der Kernmasse rasch abnimmt (Abb. 1). Am Ende dieses Prozesses sind bereits die ersten Anzeichen einer Hämoglobinsynthese bemerkbar, die steil ansteigt, wenn der Ribonucleinsäuregehalt auf 0% abgesunken ist. Zum Zeitpunkt des Verschwindens der cytoplasmatischen Nucleinsäure aus der Zelle beträgt der Hämoglobingehalt bereits mehr als $20 \cdot 10^{-12}$ g und vergrößert sich später noch mehr.

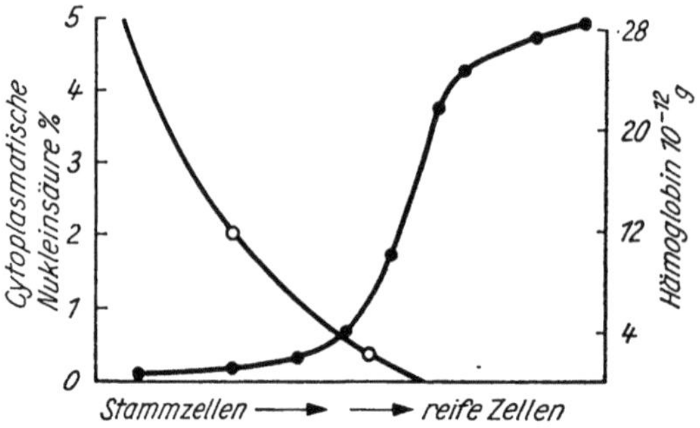

Abb. 1. (Nach THORELL) Erklärung im Text

Diese cytochemischen Vorgänge beeinflussen das färberische Verhalten der Erythroblasten in typischer Weise, so daß aus dem morphologischen Erscheinungsbild der gefärbten Zellen Rückschlüsse auf den Ribonucleinsäure- bzw. Hämoglobingehalt gezogen werden können.

Die Geschwindigkeit, mit der das Radioeisen im erythropoetischen Knochenmark in das Hämoglobin eingebaut wird, kann in einer Kurve ausgedrückt werden (Abb. 2). Diese stellt seine Abnahme im Knochenmark als Funktion der Zeit dar. Mit ziemlicher Genauigkeit läßt sich das durchführen, wenn man 100% des Radioeisens bei t = 0 ansetzt und davon die zur gleichen Zeit in den kreisenden Erythrocyten vorhandenen Prozentsätze abzieht. Man erhält so eine Kurve, die das umgekehrte Bild der vorhergehenden darstellt. Die eingezeichneten Säulen zeigen die fortlaufende Zunahme der Ausschwemmung aus dem Knochenmark in den ersten drei Tagen, während dann vom 4. Tag an ein Absinken festzustellen ist.

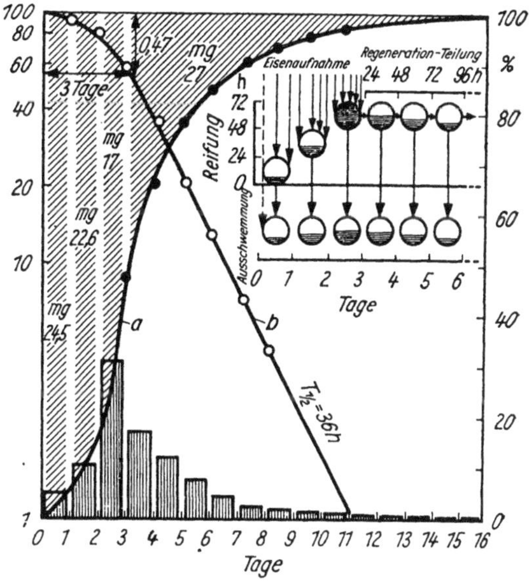

Abb. 2. (Nach Salera und Tamburino)
Erklärung im Text

Dieses Verhalten findet seine Erklärung durch die Kenntnisse über den zeitlichen Ablauf der Reifungs- und Teilungsvorgänge der erythropoetischen Gewebe (Heilmeyer und Westhäuser, Rohr, Baserga). Aus dem Schema geht hervor, daß Eisen, das in jedem Augenblick dem Knochenmark zugeführt wird, zum großen Teil und direkt von den roten Zellelementen aufgenommen wird, die zwei bis drei Tage vor ihrer Ausschwemmung in den Kreislauf stehen, und zu einem kleineren Teil von den Zellen, die ein bis zwei Tage von diesem Zeitpunkt entfernt sind, und in noch kleineren Mengen von den Zellen, die in höchstens 24 Stunden in die Peripherie gelangen. Der gestrichelte Pfeil zeigt an, daß ein minimaler Bruchteil des Eisens von zirkulierenden Retikulocyten aufgenommen wird, womit Übereinstimmung mit den Untersuchungen von Jandl und Mitarbeiter sowie von Walsh und Mitarbeiter besteht, die auf Grund von Eisenuntersuchungen eine Hämoglobinsynthese in bereits zirkulierenden Retikulocyten bewiesen. Zu dem gleichen Ergebnis kamen Kruh und Borsook sowie London und Mitarbeiter, die einen Einbau markierter Aminosäuren in das Hämoglobin bei Rattenretikulocyten nachweisen konnten.

Schapiro, Dreyfus und Kruh fanden die zur Hämoglobinsynthese notwendigen Fermentmechanismen nur in den Stromata unreifer Erythrocyten, vermehrt bei den sideropriven Anämien. Goldberg berichtet über Untersuchungen, in denen in wäßrigen Extrakten von Kükenerythrocyten oder von menschlichen Retikulocyten ein Ferment nachweisbar war, das Eisen in das Protoporphyringerüst inkorporiert. Der Extrakt kann durch Ultrafiltration in zwei Fraktionen aufgetrennt werden, nämlich einen Teil, der das Ferment selbst enthält und ein Ultrazentrifugat, das die Wirkung des Fermentes potenziert. Das Ultrafiltrat enthält Dehydroascorbinsäure, Glutathion u. a. in der gleichen Konzentration, in der sie in menschlichen Erythrocyten enthalten sind (WINTROBE). In dieser Menge tritt eine Fermentpotenzierung durch jede einzelne dieser Substanzen ein.

Das zur Hämoglobinsynthese notwendige Eisen wird dem Knochenmark über das Serumeisen zur Verfügung gestellt. Über die Durchblutungsgröße des blutbildenden Knochenmarkes existieren noch keine sicheren Angaben. LAUFBERGER schätzt die Durchblutung nach dem relativen Gewichtsanteil auf maximal 39,5 ml pro Minute. Das bedeutet bei einem relativ hoch liegenden Eisenspiegel von z. B. 124 γ% eine Zufuhr von 22,5 γ Eisen pro Minute an das rote Knochenmark. Um die erythropoetischen Aufgaben voll bewältigen zu können, müßte dieses Eisen vom Knochenmark vollständig entnommen werden. Eine derartig hohe Eliminierung ist nur als Ergebnis eines chemisch-reaktiven Ablaufes, nicht aber bei einfacher Diffusion denkbar. Bei einer Gesamtplasmamenge von 2760 ml und bei einem Eisenspiegel von 124 γ% sind im Plasma 3420 γ Eisen enthalten. Wenn in einer Minute nur 18 γ durch das Knochenmark entnommen werden, wäre das Plasmaeisen schon nach 190 Minuten verbraucht (LAUFBERGER).

Diese Berechnungen LAUFBERGERS entsprechen voll dem Ergebnis von Isotopenstudien von SALERA und TAMBURINO. Während LAUFBERGER einen Umsatz von 1080 γ Fe pro Stunde (= 1,08 mg) errechnete, fanden SALERA und TAMBURINO einen Umsatz von stündlich 1 mg Plasmaeisen, HUFF, HENNESSY, AUSTIN, GARCIA, ROBERTS und LAWRENCE von 1,25 mg pro Stunde im Rahmen der Erythropoese, wobei sie angeben, daß die relative Menge des in der Leber und Milz nachweisbaren Eisenisotops (kleiner als 20%) im Verhältnis zu der für die Erythropoese verbrauchten Menge (etwa 80%) nach Injektion von Radioeisen immer sehr gering ist. Schon nach 24 Stunden sind 99% der zugeführten Dosis aus dem Serum verschwunden. Bei der Untersuchung der Radioaktivität verschiedener Hautzonen in Abhängigkeit von der Zeit nach endovenöser Injektion von Radioeisen fanden HUFF und Mitarbeiter das Maximum der Speicherung im Knochenmark innerhalb von 24 Stunden nach der Zufuhr. Bei derartigen Untersuchungen ist eine Abhängigkeit von der Menge des zugeführten Radioeisens zu beobachten.

Die Frage, in welcher chemischen Form den erythropoetischen Zellreihen das Eisen zur Verfügung steht, ist noch nicht völlig entschieden. Unter physiologischen p_H-Verhältnissen ist der Eisen-Eiweiß-Komplex im Blutserum recht stabil, unter bestimmten Bedingungen wird das Eisen jedoch vom Transferrin an die Erythrocytenvorstufen zum Einbau in das Häm abgegeben, wobei der Mechanismus der zellulären Utilisation noch nicht völlig bekannt ist. Es wurde angenommen, daß die Eisenübertragung vom Transferrin in die Hämoglobin synthetisierenden roten Zellvorstufen eine vorherige Umwandlung in Ferritin zur Voraussetzung hat. So haben BESSIS und Mitarbeiter ihre elektronenmikroskopischen Befunde an Vorstufen der roten Blutzellen im Knochenmark dahingehend interpretiert, daß diese das Eisen als ferritingebundenes Fe aus angelagerten Makrophagen erhalten. LAUFBERGER vertrat unter dem Eindruck der Arbeiten von BESSIS die Ansicht, daß das Ferritin sein Eisen durch die Membran der Erythrocytenvorstufen hindurch abgeben würde.

Die Nachteile eines Umweges über eine Speicherform des Eisens, das Ferritin, im Vergleich zu dem reaktionsfähigeren Transferrin sind offenbar. WALSH und Mitarbeiter beobachteten, daß menschliche Retikulocyten in vitro plasmagebundenes Eisen direkt aufnehmen.

Jandl und Mitarbeiter faßten die bisher bekannten Tatsachen der Hämoglobinsynthese des Erythrocyten in folgender Vorstellung zusammen:

In einer ersten Phase wird das Eisen aus der Transferrinbindung des Plasmas an spezifische Rezeptoren der Zelloberfläche übertragen. Die Membran der Erythrocytenvorstufen ist als Zwischenstation zwischen Transport- und Hämoglobineisen aufzufassen (Walsh und Mitarbeiter), wobei die Rezeptoren der Membran durch verschiedene proteolytische Fermente (z. B. Trypsin) geschädigt werden können. In einer zweiten Phase wird das Eisen von den Rezeptoren ins Zellinnere abgegeben, wo in einer dritten Phase, wahrscheinlich unter der Kontrolle von Mikrosomen und Mitochondrien, die Inkorporation in das Protoporphyringerüst erfolgt. Diese dritte Phase kann schon durch geringe Bleimengen weitgehend blockiert werden.

Jandl und Mitarbeiter konnten zeigen, daß die Membranen sowohl von reifen als auch von unreifen roten Blutzellen freies kationisches Eisen absorptiv aufnehmen, daß jedoch nur die unreifen roten Zellelemente die Fähigkeit haben, das Eisen für die Hämsynthese zu verwenden. Demgegenüber wird an das eisenbindende Protein gebundenes Fe nur von unreifen Zellen utilisiert, während es von reifen Zellen auch absorptiv nicht aufgenommen werden kann. Durch die Eisenbindung des Serumproteins werden reife Erythrocyten vor den schädigenden Wirkungen des freien kationischen Eisens geschützt, während das Metall den noch Hämoglobin synthetisierenden Retikulocyten zur Verfügung steht.

Unreife Zellen sind in ihrem Stoffwechsel sehr aktiv. Retikulocyten haben dementsprechend eine große Zahl von Fermenten, die mindestens zum Teil in der Zellmembran gelegen sind (Rapoport und Hofmann; Schweiger, Rapoport und Schölzel).

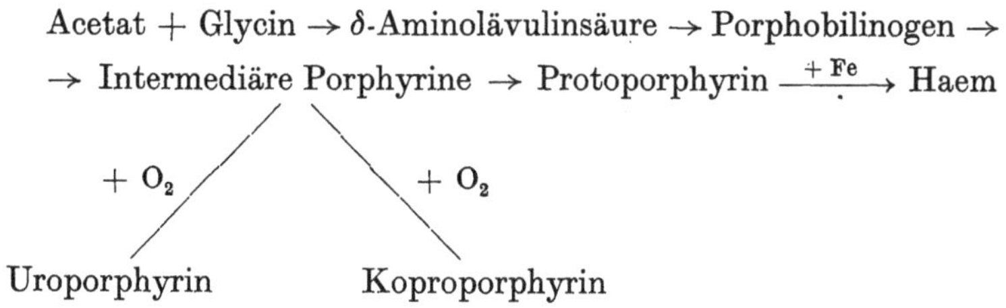

Schema der Haemsynthese.

II Die physiologische und pathophysiologische Bedeutung siderophiler Granula der roten Zellreihe

1. Die Methodik der Darstellung siderophiler Granula

Das im Hämoglobin enthaltene Eisen kann durch Färbemethoden selektiv nicht sichtbar gemacht werden, so daß normale Erythrocyten mit der Berliner-Blaureaktion und anderen spezifischen Eisenreaktionen keine Anfärbung zeigen. Bei dem mit der Berliner-Blaureaktion nachweisbaren Eisen muß es sich also um Eisen handeln, das in anderer Form vorliegt. Grundsätzlich kann mit allen Färbemethoden nur das ionisierte bzw. das leicht ionisierbare Eisen dargestellt werden. Eine „Demaskierung" primär nicht ionisiert vorliegenden Eisens ist z. B. beim Hämosiderin gut möglich, so daß es mehrere Eisenreaktionen gibt. Dagegen erlaubt die feste Bindung im Hämoglobinmolekül eine derartige Demaskierung nicht.

Bei der von GRÜNEBERG angewandten *Berliner-Blaureaktion* werden dünne Blutausstriche 5 Minuten lang in Methylalkohol fixiert. Die danach getrockneten Ausstriche werden 5 Minuten mit einer stets frisch zubereiteten Lösung aus 1 ml möglichst eisenfreier 25%iger HCl, 99 ml möglichst eisenfreiem Aqua dest. sowie 1,0 g Ferrocyankalium gefärbt. Es bildet sich ein Kaliumferrocyanid-Eisen-Komplex von der Formel

$$Fe_4[Fe(CN)_6]_3 .$$

Wir benutzen diese Lösung nur, solange sie farblos ist. Sobald eine geringe Blaufärbung aufzutreten beginnt, ist die Lösung zu verwerfen. Nach unseren Erfahrungen ist das Reagens bei Verwendung von Aqua dest. etwa 10 bis 15 Minuten verwendbar.

Nach dem Färben mit der Berliner-Blaulösung wird mit Aqua dest. abgespült und 2 bis 3 Minuten mit einer 0,1%igen wäßrigen Eosinlösung gegengefärbt.

Es werden mindestens 2000 rote Zellelemente ausgezählt, und der Anteil der Siderocyten wird in Promille angegeben.

Die Berliner-Blaureaktion hat sich in zahlreichen Untersuchungen gut bewährt, wurde jedoch später von einzelnen Autoren modifiziert. So wurde die Färbung von DOUGLAS und DACIE im Wasserbad bei 56 °C vorgenommen. Elektronenmikroskopisch konnte von JUNG eine bei dieser Temperatur bereits deutliche Veränderung der Eiweiß-Struktur der Zelle nachgewiesen werden, so daß bei Anwendung dieser Färbetemperatur die Darstellung nicht-nativer Strukturen bzw. von Kunstprodukten nicht ausgeschlossen werden kann. Es zeigte sich bei den Untersuchungen von JUNG, daß beim Erhitzen auf 49 °C mit Eintritt des sogenannten Fragmentationsphänomens ein definierter Anteil der Membran koaguliert, und zwar in der hämoglobinhaltigen ebenso wie in der hämoglobinfreien Zelle in völlig gleicher Weise. — MOURIQUAND weist außerdem auf die Möglichkeit von Artefakten durch das Reagens während der Färbung bei 56 °C hin. Die Anwendung höherer Salzsäurekonzentrationen wird von MOURIQUAND aus dem gleichen Grund abgelehnt.

Von KAPLAN, ZUELZER und MOURIQUAND wird die Verwendung wenigstens mehrere Tage alter Kaliumferrocyanidlösungen empfohlen, weil hierdurch die Ergebnisse verbessert würden. Wir stimmen demgegenüber mit zahlreichen anderen Autoren, z. B. BILGER und TETZNER, gerade in der Forderung nach Verwendung ganz frisch zubereiteter Lösungen überein, da sowohl die HCl als auch das verwendete Aqua dest. nicht absolut eisenfrei zu erhalten sind und schon bei halb- bis einstündigem Stehen der Lösung eine geringgradige Blaufärbung durch die erfolgende Reaktion zwischen Eisenspuren und dem Reagens nachweisbar ist. Die in der Publikation von KAPLAN, ZUELZER und MOURIQUAND gezeigten Mikrophotos lassen zahlreiche extrazellulär liegende siderophile Granula erkennen, wie wir sie in eigenen Versuchen erhielten, wenn eine Färbelösung, die mehrere Stunden gestanden hatte, auf einem sorgfältig vorbereiteten Objektträger ausgestrichen wurde.

Es muß gefordert werden, daß nur solche Ausstrichpräparate verwendet werden, in denen extrazellulär keine „siderophilen Granula“ bzw. Kunstprodukte gefunden werden.

MOURIQUAND empfiehlt besonders zur Färbung von Knochenmarkpräparaten die Anwendung von basischem Fuchsin oder von Safranin zur Gegenfärbung, wobei es wichtig sei, saure Farbstoffe zu vermeiden, wenn man nicht die Entfernung von Eisen aus den Zellen riskieren will. Dieser Einwand kann nicht anerkannt werden, da die Färbung mit Kaliumferrocyanid ohnehin mit einer Säureanwendung einhergeht, die zur Ionisierung des Eisens unbedingt erforderlich ist. Vergleichende Bestimmungen der p_H-Werte in der verwendeten 0,25%igen HCl und in der 0,1%igen wäßrigen Eosinlösung zeigten, daß die Salzsäure eine bedeutend größere Wasserstoffionenkonzentration aufweist. Unsere Ansicht, daß die Wasserstoffionenkonzentration bei der Eosinfärbung eine erkennbare Herauslösung von siderophilen Granula nicht bewirkt, wurde zusätzlich bestätigt durch vergleichendes Auszählen von Siderocytenausstrichen, die nach gleicher Vorbehandlung mit Methylalkoholfixierung und Berliner-Blaufärbung einmal mit Eosinlösung und zum Vergleich mit Safranin gegengefärbt waren. Es konnte eine Verminderung der Granula nach Eosingegenfärbung in keinem Falle beobachtet werden.

Zwei grundlegende Fragen der Färbung mit Kaliumferrocyanid finden in der uns bekannten Literatur keine Beachtung. Es handelt sich hier einmal um die Wertigkeit des erfaßbaren Eisens; Kaliumferrocyanid gibt eine Färbung nur mit dreiwertigem Eisen, während das Kaliumferricyanid bei der TURNBULL-Reaktion nur das zweiwertige Eisen zu erfassen gestattet. In eigenen Versuchen wurde in zahlreichen Fällen, in denen mit Kaliumferrocyanid die Darstellung siderophiler Erythrocytengranula gelang, bei Anwendung von Kaliumferricyanidlösungen verschiedener Konzentrationen an Ausstrichen des gleichen Tieres (Blut von Rattenfeten und von Ratten kurze Zeit post partum) eine Anfärbung entsprechender Zellbestandteile nie beobachtet. Man kann daraus auf die Dreiwertigkeit des Eisens der siderophilen Granula schließen.

Bedeutung hat weiterhin die Frage der unteren Empfindlichkeitsgrenze der Berliner-Blaureaktion. ROULET gibt die Sensibilitätsgrenze für in Granulaform vorliegendes Eisen mit 0,002 γ an. Der Hämoglobingehalt eines Erythrocyten beträgt 30 bis $32 \cdot 10^{-12}$ g, wovon 0,336% auf das Eisen entfallen. Ein Erythrocyt enthält also durchschnittlich $0{,}104 \cdot 10^{-12}$ g Fe. Bei Annahme der Richtigkeit der von ROULET angegebenen Sensibilitätsgrenze der Berliner-Blaureaktion von $2000 \cdot 10^{-12}$ g würde das bedeuten, daß ein einzelnes siderophiles Granulum im Erythrocyten das rund 20000fache an Eisen enthielte wie das gesamte hämoglobingebundene Eisen einer roten Blutzelle.

In eigenen Untersuchungen über die Empfindlichkeitsgrenze der Berliner-Blaureaktion wurde eine Verdünnungsreihe einer angesäuerten Eisen(III)-ammoniumsulfatlösung p. A. $[Fe_2(NH_4)_2(SO_4)_4 + 24\,H_2O]$ hergestellt und mit Kaliumferrocyanid versetzt. Kleinste, definierte Mengen dieser Lösung wurden auf sorgfältig gereinigte Objektträger in Tropfen von etwa 1 mm Durchmesser mit einer sehr fein ausgezogenen Kapillare aufgebracht und getrocknet. Beim Auszählen der sichtbaren, deutlich blau gefärbten Kristalle unter dem Mikroskop ergab sich eine Empfindlichkeit der Berliner-Blaureaktion für Eisen von mindestens 0,1 $\gamma\gamma$ ($= 0{,}1 \cdot 10^{-12}$ g). Eine weitere Verdünnung versprach keine Verbesserung der Ergebnisse, da absolut eisenfreie HCl und absolut eisenfreies Aqua dest. und übrige Reagenzien nicht zur Verfügung stehen. Eine mögliche Verunreinigung durch Eisenspuren wurde durch Untersuchung des zur Verdünnungsreihe verwendeten Aqua dest. und Auszählung der gefärbten Kristalle berücksichtigt. — Selbstverständlich ist eine Übertragung dieser Befunde auf die Verhältnisse bei dem in anderer Form vorliegenden Eisen der siderophilen Erythrocytengranula nur mit Vorbehalt möglich.

Autoradiographische Studien (AUSTONI, LAJTHA) erwiesen, daß nicht alles in den Zellen vorhandene Eisen färberisch sichtbar gemacht werden kann. Der färberische Nachweis setzt bei mikroskopischer Betrachtung bestimmte Eisenmengen voraus, so daß unterschwellig vorhandene Mengen nicht erkennbar sind.

Bei der Siderocytenfärbung kann eine modifizierte TURNBULL-Reaktion angewandt werden, wenn das Eisen vorher durch Reduktion in die zweiwertige Form übergeführt wird. Das Ferroeisen bildet dann mit einer salzsauren Lösung ein unlösliches Komplexsalz, und es kommt zum Auftreten blauer Granula.

Bei Gewebeuntersuchungen gilt die TURNBULL-Reaktion als die zuverlässigere Eisenreaktion, da sie im Unterschied zur Berliner-Blaureaktion auch das primär zweiwertige Eisen mit erfaßt. Für den Eisennachweis in Blut- und Knochenmarkpräparaten wird jedoch die Berliner-Blaureaktion wegen der kürzeren Färbezeit und der größeren Schonung der Zellen bevorzugt.

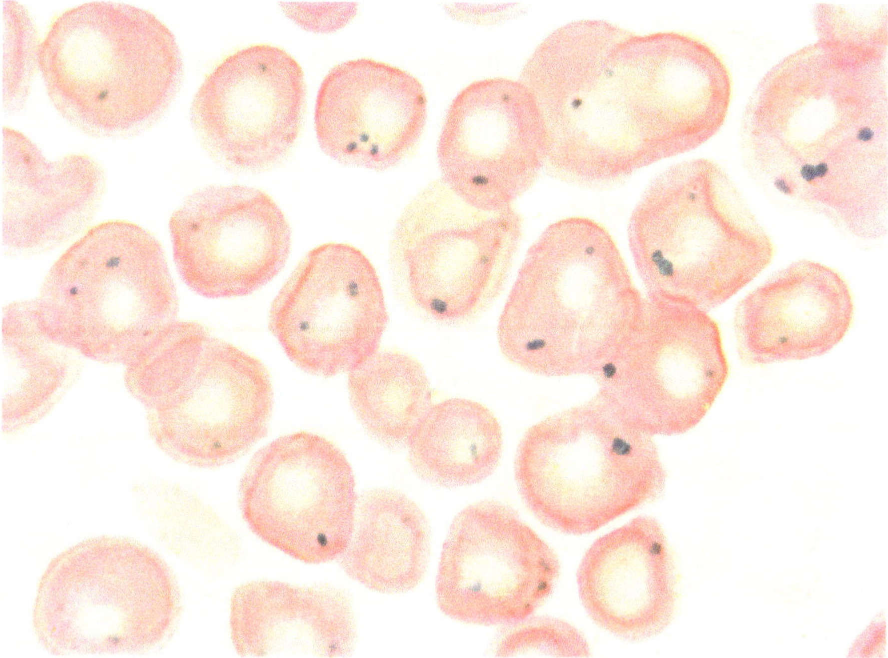

Abb. 3a. Ausstrichpräparat eines Rattenfeten

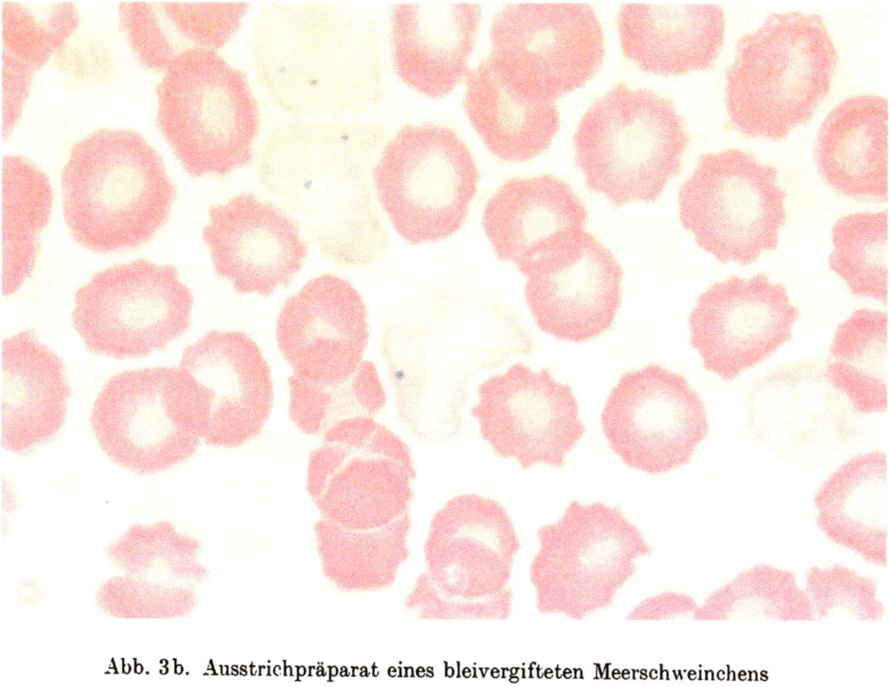

Abb. 3b. Ausstrichpräparat eines bleivergifteten Meerschweinchens

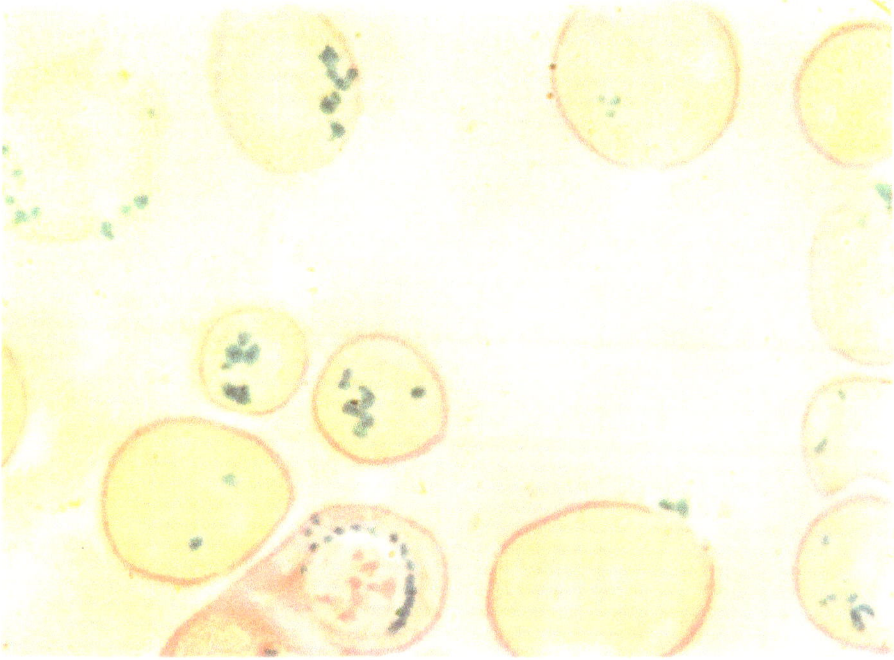

Abb. 3c u. d. Ausstrichpräparate mit Siderocyten und Sideroblasten vom Menschen (Leukose)

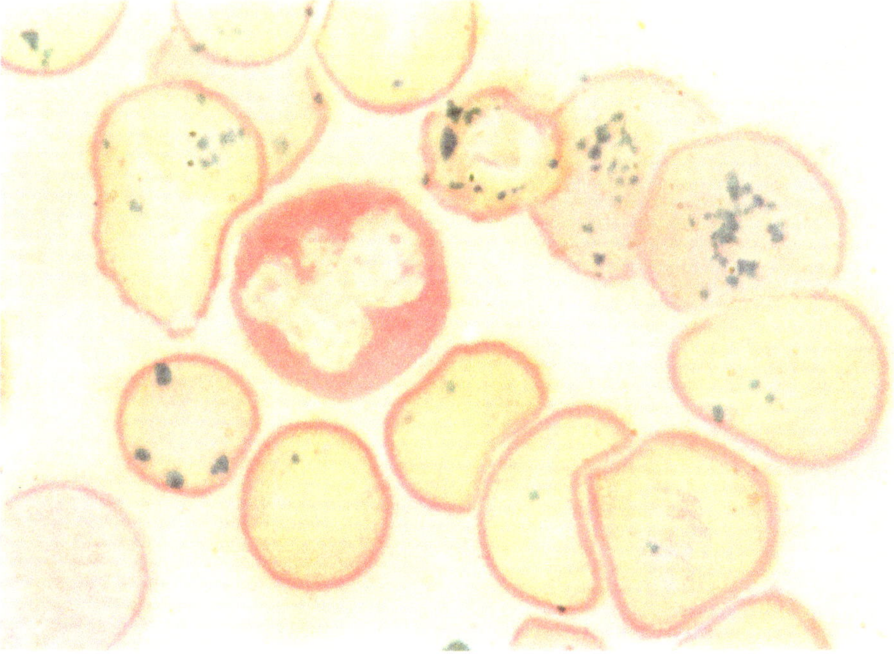

HUBER verwandte für Siderocytenuntersuchungen eine von KOSZEWSKI angegebene, modifizierte TURNBULL-Reaktion, bei der die Überführung des Eisens in die Ferroform durch Behandlung der Präparate mit Schwefelammon vorgenommen wird. Es zeigte sich bei den Untersuchungen von HUBER, daß in den meisten Fällen z. T. bedeutend weniger Siderocyten erfaßt wurden als durch die Berliner-Blaureaktion. Lediglich bei Untersuchung des Blutausstriches einer neugeborenen Ratte stimmten beide Werte überein. Dabei waren viele Blutausstriche und besonders die Erythrocyten durch die lange Behandlungsdauer so alteriert, daß eine genaue Auszählung der Siderocyten nicht mehr möglich war. HUBER nimmt an, daß durch die langdauernde Einwirkung des Schwefelammons eine teilweise Herauslösung des Eisens aus den Erythrocyten bewirkt wird.

Daraus ergibt sich, daß für die Siderocytendarstellung die Berliner-Blaureaktion vorzuziehen ist.

Verschiedene Untersucher fixieren die Ausstriche 30 Minuten in Formoldampf und färben dann eine Stunde lang mit einer Lösung, die zu gleichen Teilen aus 2%igem wäßrigem Kaliumferrocyanid und 2%iger HCl besteht. BILGER lehnt diese konzentrierteren Lösungen ab, da sich häufig blaue Niederschläge bilden, die eine exakte Auszählung unmöglich machen. —

Die Nachweismethode von CASE benutzt zwei andere chemische Substanzen:

1. die organische Base α, α'-Dipyridyl, die bei Anwesenheit von zweiwertigem Eisen ein tiefrotes Komplexkation ergibt und

2. Kalium- (oder Ammonium-) thiocyanat (Rhodanat), das eine rote Färbung bei Anwesenheit von dreiwertigem Eisen zeigt. Es bildet sich in saurer Lösung ein tiefroter Komplex von Fe^{+++}-thiocyanat:

$$Fe^{+++} + 6\,CNS^{-} = [Fe(CNS)_6]^{-3}.$$

Eine Mischung gleicher Teile einer gesättigten Lösung von (1) α, α'-Dipyridyl in Aqua dest. und (2) 7% Kaliumthiocyanat in 1%iger HCl ist eine farblose, wenigstens 1 Monat stabile Lösung.

In Methylalkohol fixierte Blutausstriche, die 10 Minuten in dieser Lösung angefärbt, danach mit Aqua dest. gespült und mit 1%iger BIEBRICH-SCHARLACH-Lösung oder 0,2%iger Pikrinsäure gegengefärbt werden, sollen nach den Angaben von CASE rote Granula in den Siderocyten zeigen.

Die eigenen Untersuchungen mit der von CASE angegebenen Färbung zeigten, daß sie mit den Ergebnissen der Berliner-Blaureaktion in keiner Weise Schritt halten kann. Eine sichere Darstellung von siderophilen Granula fanden wir auch in solchen Präparaten nicht, in denen mit der Berliner-Blaureaktion zahlreiche, sehr gut darstellbare Granula zu erkennen waren. Wir möchten uns der Ansicht von GRÜNEBERG anschließen, der die Methode wie folgt beurteilt: „Das Hauptproblem im Augenblick ist die merkwürdige Tatsache, daß verschiedene Leute, die es versucht haben, nicht in der Lage waren, die von CASE angegebene Färbemethode für Siderocyten nachzumachen." Dies entspricht auch den negativen Erfahrungen anderer Autoren (KOSZEWSKI, MUNDSCHENK, WITHBY und BRITTON).

Zur Vereinfachung sollte in die Definition des Siderocyten (entsprechend des Sideroblasten) die Färbemethode mit aufgenommen werden: Siderocyten sind Erythrocyten, die mit der Berliner-Blaureaktion anfärbbare Eisengranula enthalten.

2. Die Morphologie des Siderocyten

Die Zahl der Granula in den einzelnen roten Zellelementen kann stark schwanken und von 1 bis 20 und in einzelnen Fällen noch mehr betragen, meist jedoch sind nicht mehr als 4 bis 8 Granula nachweisbar. Die Granula scheinen der Membran von außen aufgelagert zu sein. Oft findet sich eine gerade eben nachweisbare netzförmige, sich ebenfalls anfärbende Struktur zwischen den einzelnen Granula. Dieses Netzwerk zeigt große Ähnlichkeit mit dem Retikulum, das in Retikulocyten beobachtet wird. Falls ein einzelnes Granulum nachweisbar ist, so ist dieses in der Regel verhältnismäßig groß; wenn zahlreiche Granula zu sehen sind, so sind diese fast stets bedeutend kleiner. Die kleinsten nachweisbaren Granula sind selbst bei stärkster mikroskopischer Vergrößerung gerade eben sichtbar, während die größten einen Durchmesser von etwa 0,5 μ haben. DACIE gibt für pathologische Zustände sogar einen Diameter von 2 bis 3 μ an. Die Granula sind meist in den peripheren Anteilen der Zelle zu finden. Bei Normoblasten sind die siderophilen Granula zuweilen ringförmig um den Kern angeordnet (KAPLAN, ZUELZER und MOURIQUAND). Im übrigen aber ist die Topographie dieser Granula unbestimmt. Sie können in Sideroblasten und Siderocyten über das gesamte Zytoplasma verteilt sein.

Durch elektronenmikroskopische Untersuchungen von BESSIS und BRETON-GORIUS sowie durch Isotopenstudien von AUSTONI und LAJTHA konnte — wie schon erwähnt — erwiesen werden, daß über die mikroskopisch sichtbaren Granula hinaus Eisengranula in submikroskopischer Größe in erheblicher Zahl vorhanden sind.

Die Abbildungen (Abb. 3a, b, c) zeigen verschiedene Typen von Siderocyten bzw. verschiedene Typen von siderophilen Granula.

Die Siderocyten zeigen bei der Bleivergiftung eine im Verhältnis zu den granulafreien roten Zellen auffällige Hypochromie. McFADZEAN und DAVIS, die bei der Bleiintoxikation die gleiche Beobachtung machten, sprechen von „defective haemoglobination in the affected cells“. KAPLAN, ZUELZER und MOURIQUAND beobachteten bei Thalassämien und bei Bleivergiftung gleiche hämoglobinarme Erythrocyten trotz Anwesenheit von Eisengranula in den Normoblasten.

Eigene Untersuchungen des PRICE-JONES-Durchmessers zeigten, daß Siderocyten einen durchschnittlich größeren Diameter haben als die granulafreien Erythrocyten des gleichen Ausstriches. Der Durchmesser normaler roter Blutkörperchen wird von verschiedenen Untersuchern (ALDER, HEILMEYER, SCHULTEN) zwischen 7,1 und 7,9 μ angegeben.

In eigenen vergleichenden Untersuchungen wurden jeweils mindestens 200 Erythrocyten und 100 Siderocyten gemessen und ihr Durchschnittswert bestimmt. In Tabelle 1 sind die Durchschnittswerte aus 12 Untersuchungen angegeben.

Tab. 1. Vergleichende Messung des Erythrocyten- und Siderocytendurchmessers nach Price-Jones

Nr.	Untersuchungsobjekt	Mittlerer Durchmesser in μ	
		bei Erythrocyten	bei Siderocyten
1	Meerschweinchen, bleivergiftet	7,80	8,52
2	,, ,,	7,86	8,10
3	,, ,,	7,70	7,98
4	,, ,,	7,39	7,88
5	,, ,,	8,01	8,28
6	,, ,,	7,56	7,91
7	Ratte, bleivergiftet	7,94	8,28
8	,, ,,	7,53	8,16
9	,, ,,	7,05	8,04
10	,, ,,	7,71	8,10
11	,, ,,	7,26	7,91
12	,, ,,	7,45	8,32

Die Ergebnisse konnten statistisch mit einer Irrtumswahrscheinlichkeit von P = 1% gesichert werden.

3. Das Vorkommen siderophiler Erythrocytengranula bei verschiedenen physiologischen und pathologischen Zuständen

a) Das physiologische Vorkommen

Durch verschiedene Untersuchungen ist bekannt, daß beim gesunden Erwachsenen keine oder nur sehr wenige Siderocyten im peripheren Blut nachweisbar sind. Bilger und Tetzner nennen bei Färbung mit der Berliner-Blaureaktion als obere Grenze 3‰; Case, Ladan und Nutt geben bei Färbung mit α, α'-Dipyridyl und Kaliumthiocyanat 5 bis 8‰ an. Es muß jedoch im Hinblick auf die letztgenannten Ergebnisse auf die methodischen Bemerkungen zu dem Färbeverfahren von Case verwiesen werden.

Eigene Untersuchungen an gesunden Erwachsenen führten zu folgenden Ergebnissen:

80% der Untersuchten hatten keine Siderocyten,
17% hatten bis 1‰,
3% hatten bis 2‰,

während höhere Werte im peripheren Blut nicht beobachtet werden konnten. Eine höhere Zahl als 2 bis 3‰ im peripheren Blut von Erwachsenen ist nach unseren Erfahrungen als pathologisch anzusehen.

Andere Verhältnisse liegen bei Neugeborenen und bei Frühgeburten vor. Friederici gibt an, daß die Siderocytenzahl bei Neugeborenen in den ersten Lebenstagen um 11‰ beträgt und nach einer Woche auf 5‰ abgesunken sei. Beim Ikterus neonatorum simplex dagegen konnten Werte bis 14‰ beobachtet werden.

Eigene Untersuchungen des Siderocytengehaltes im peripheren Blut Neugeborener zeigten die in Tab. 2 und Abb. 5 dargestellten Werte. Es ergibt sich daraus eine Siderocytenzahl bei Neugeborenen zwischen 3 und 17‰ am Tage der Geburt. In den folgenden Tagen ist stets ein schneller Abfall zu beobachten. 2 bis 3 Tage nach der Geburt sind dann die Siderocyten völlig aus dem peripheren Blut verschwunden.

Höhere Werte als beim Normalgeborenen beobachteten Wright und Edmonds bei Frühgeburten (28‰).

Der Nachweis der ersten freien Blutzellen ist beim menschlichen Embryo schon sehr früh möglich (Knoll, Fruhling, Roger und Jobard). Schon 14 Tage nach der Befruchtung des Eies bei einer Embryolänge von 0,35 bis 0,40 mm ist die Bildung großer Zellen im Mesenchym des Dottersackes, des Bauchstieles und des Chorions zu beobachten, die als Blutinseln zunächst

Tab. 2. Siderocytenzahl in ‰ bei Neugeborenen in den ersten Tagen nach der Geburt

Nr.	Tage nach der Geburt					
	0	1	2	3	4	5
1	—	10,5	2,7	0	0	—
2	5,1	3,7	—	0	0	0
3	8,3	4,7	1,1	0	0	0
4	—	0,5	0,5	0	0	0
5	10,7	10,3	0	0	—	—
6	8,8	5,9	0,8	—	0	0
7	6,6	1,4	0	—	0	0
8	—	2,1	0	0	0	0
9	8,0	1,2	—	0	0	0
10	11,2	3,6	2,1	0	0	—
11	8,7	2,2	0	0	0	—
12	—	7,5	1,0	0	—	—
13	—	3,3	1,0	0	0	—
14	17,2	9,3	0	0	—	—
15	—	5,2	1,0	0,5	0	—
16	3,1	0	0	0	—	—
17	5,5	1,9	0	0	—	—
18	—	4,2	1,3	0	0	—
19	13,5	7,1	2,0	0	0	—
20	11,3	1,9	0	0	—	—
21	8,0	0	0	0	—	—
22	9,4	4,8	0,3	0	0	—
23	—	2,2	0,9	0	—	—
24	9,6	4,2	0	0	0	—
25	4,0	2,1	0,7	0	0	—
26	8,9	1,4	0	0	—	—
27	5,6	3,9	0,4	0	—	0
28	—	6,2	1,2	0	0	0

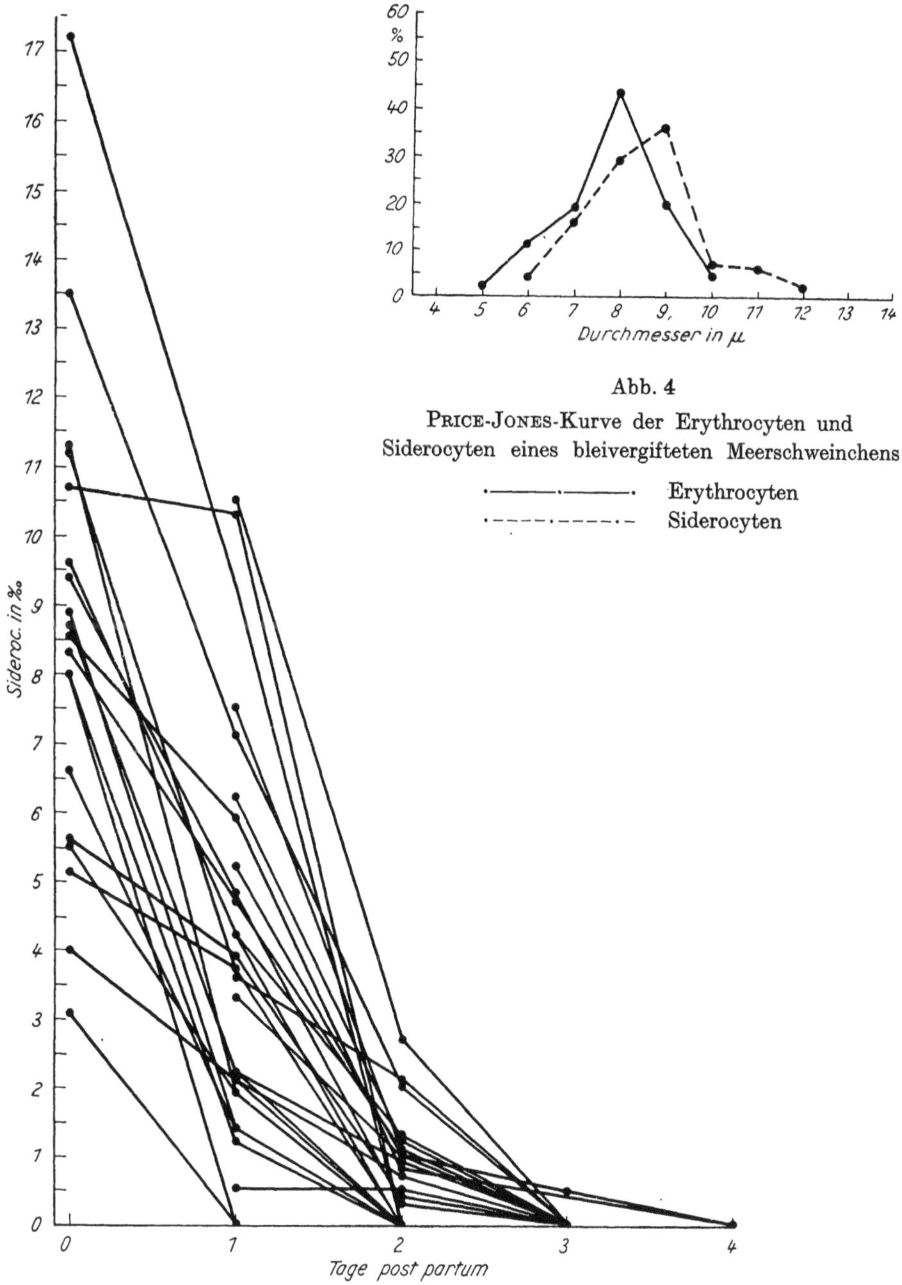

Abb. 4

PRICE-JONES-Kurve der Erythrocyten und Siderocyten eines bleivergifteten Meerschweinchens

·——·——· Erythrocyten
·- - - ·- - - ·- Siderocyten

Abb. 5

Siderocytenzahl bei Neugeborenen in den ersten Tagen post partum ein Syncytium darstellen. Im Laufe der weiteren Entwicklung trennen sich die freiwerdenden Zellen des Innern von der sich zu Gefäßwandzellen umbildenden äußeren Schicht und zeichnen sich durch die Fähigkeit aus, roten Blutfarbstoff zu bilden.

Im Hämoglobin der verschiedenen Entwicklungsperioden bestehen Unterschiede. So scheinen die in den Anhangsgebilden des Embryos produzierten roten Blutkörperchen über ein Hämoglobin zu verfügen, das sich vom eigentlichen fetalen Hämoglobin unterscheidet und das in seiner chemischen Struktur noch nicht näher bekannt ist.

Um einen Einblick in das Auftreten von siderophilen Granula in den roten Zellelementen während der Fetalzeit zu erhalten, untersuchten wir das Blut von Frühgeburten auf Siderocyten. Die Blutentnahme erfolgte jeweils 0 bis 24 Stunden nach der Geburt. Das Geburtsgewicht wurde orientierend als Anhaltspunkt für den Reifegrad der Frühgeburt benutzt (Tab. 3 und Abb. 6).

Bei Betrachtung unserer Ergebnisse fällt eine Beziehung auf, die darin besteht, daß unreifere Frühgeburten — in unseren Untersuchungen als Gewichtsrelation dargestellt — mehr Siderocyten im peripheren Blut haben als reifere, deren Gewicht entsprechend größer ist.

Von besonderem Interesse ist die Frage nach dem Verhalten der Siderocyten im peripheren Blut bei Frühgeburten post partum. Dabei fanden wir einen kontinuierlichen Abfall, ähnlich wie bei normalgeborenen Kindern, über die bereits berichtet

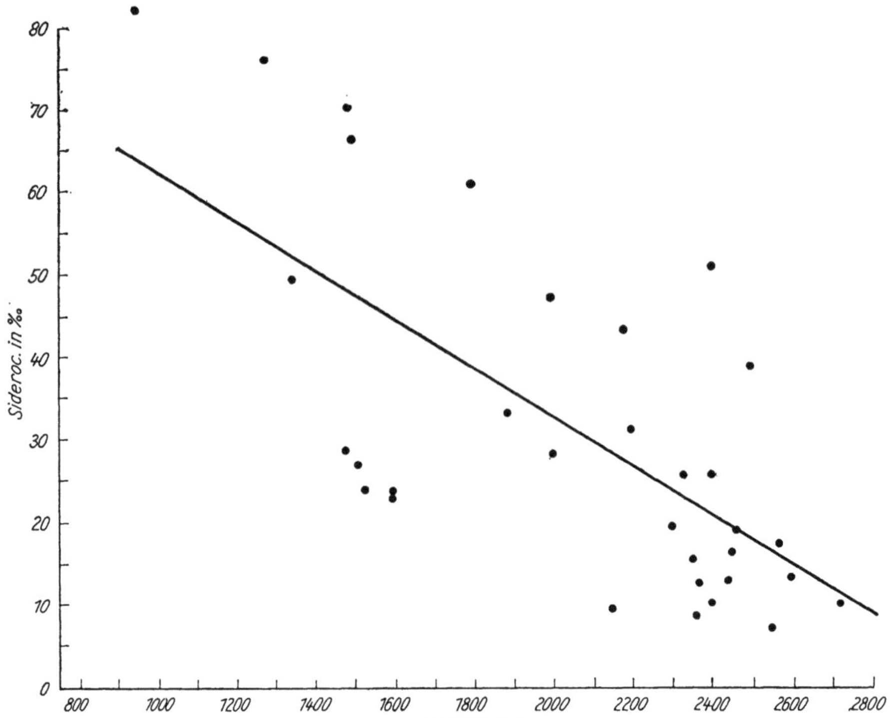

Abb. 6. Siderocytenzahl im Blut von Frühgeburten in Abhängigkeit vom Körpergewicht

Tab. 3. Siderocytengehalt im Blut bei Frühgeburten

Nr.	Geburtsgewicht in g	Siderocyten in ‰	Nr.	Geburtsgewicht in g	Siderozyten in %
1	950	82,5	18	2300	19,1
2	1280	76,1	19	2330	25,4
3	1350	49,5	20	2350	15,1
4	1480	28,6	21	2360	8,3
5	1490	70,4	22	2370	12,4
6	1500	66,6	23	2400	9,9
7	1510	27,0	24	2400	25,4
8	1530	24,0	25	2400	51,0
9	1600	22,9	26	2440	12,9
10	1600	23,9	27	2450	16,0
11	1800	61,0	28	2460	18,7
12	1890	33,0	29	2500	38,5
13	2000	47,2	30	2550	6,9
14	2000	28,0	31	2570	17,0
15	2150	9,3	32	2600	13,0
16	2180	43,1	33	2720	9,7
17	2200	31,0			

wurde. Bei den Frühgeburten sinken die Siderocytenzahlen jedoch durchschnittlich bedeutend langsamer ab und erreichen den Nullwert später (nach 4 bis mehr als 16 Tagen), während bei Normalgeborenen bereits 2 bis 3 Tage post partum Siderocyten im peripherenBlut nicht mehr nachweisbar waren. Es kommt bei den Frühgeburten eine Reifebeziehung auch insofern zum Ausdruck, als reifere Frühgeburten einen schnelleren Abfall der Siderocyten zeigen als unreifere.

Auf die Vermehrung der Siderocyten bei Frühgeburten hatte schon Grüneberg hingewiesen, der auch tierische Feten untersuchte. Es fehlen jedoch in der uns bekannten Literatur Angaben von systematischen Untersuchungen über die Abhängigkeit der Siderocytenzahl von der Unreife des Embryos bzw. des Feten, wie dies in unseren Ergebnissen an menschlichen Frühgeburten zum Ausdruck kommt.

Weitere Untersuchungen, die von uns (Brüschke und Volkheimer) an Rattenfeten durchgeführt wurden, ergaben eine volle Bestätigung dieser Reifungsbeziehungen der Siderocytenzahl. Die Rattenfeten wurden nach Tötung des Muttertieres schnell entnommen. Als orientierender Hinweis auf den Reifegrad des Feten diente das Gewicht, wobei wir uns einer hierdurch bedingten gewissen Ungenauigkeit in der völlig sicheren Alterszuordnung bewußt sind. Nach der Anfärbung der Präparate erfolgte die Auszählung.

Unsere Untersuchungen an menschlichen Frühgeburten sowie an Rattenfeten und -embryonen zeigen, wie in charakteristischer Weise die relative Zahl der siderophile Granula enthaltenden roten Blutzellen während der Ausreifung zurückgeht. In der frühen Embryonalzeit sind bei der Ratte fast alle Erythrocyten und deren Vorstufen Träger siderophiler Granula, während deren Zahl später stark zurückgeht und kurze Zeit vor der Geburt schließlich Werte zwischen 50 und 200‰ erreicht. Sichere Beziehungen zwischen der Zahl der siderophilen Granula in der einzelnen Zelle und dem Fetusgewicht bestanden nicht.

Friederici untersuchte die Frage, ob bei Ratten durch Behandlung der trächtigen Muttertiere mit hohen Dosen Vitamin B_{12} während des ersten Drittels der

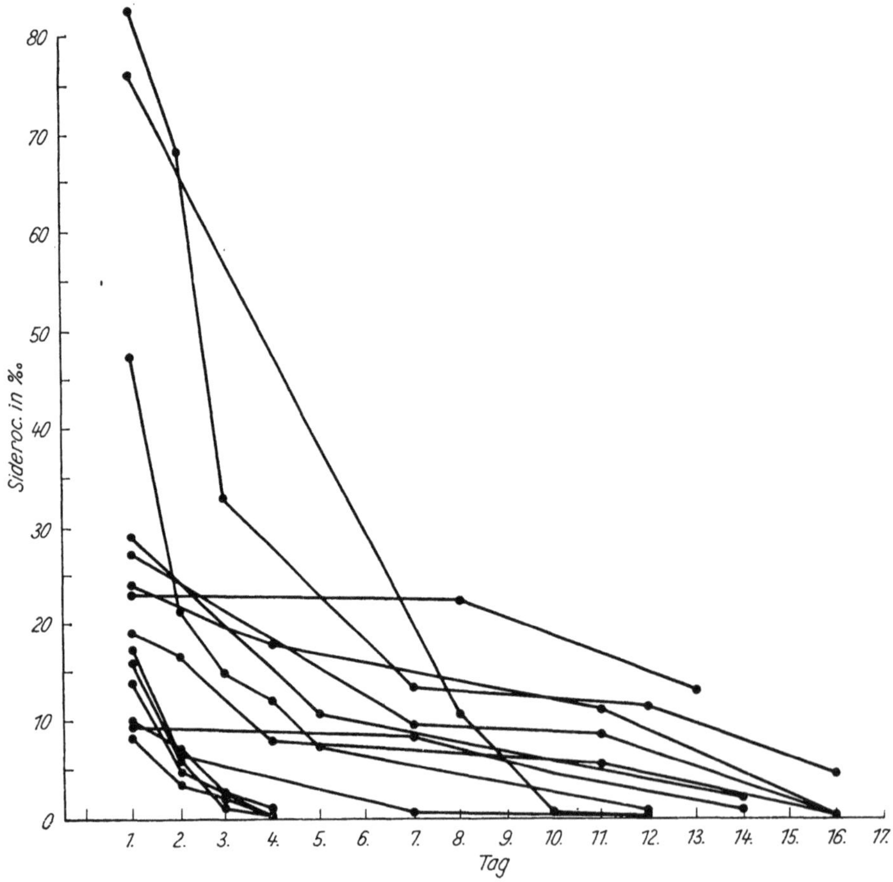

Abb. 7. Siderocytenverlauf bei Frühgeburten post partum

Schwangerschaft eine Beeinflussung der in dieser Zeit beim Embryo bzw. Feten megaloblastisch ablaufenden Blutbildung erfolgt. Er gab hierzu trächtigen Ratten vom 5. bis 7. Tag der Gravidität an täglich Vitamin B_{12} in hohen Dosen subkutan bis zu einer Gesamtmenge von 150 bzw. 500 γ pro Tier. Als Kontrollen dienten 8 unbehandelte Ratten gleicher Größe. Am 10. bis 11. Trächtigkeitstag wurde den Tieren der Uterus entnommen, die Feten wurden herauspräpariert und von ihnen Tupfpräparate angefertigt, die in üblicher Weise nach Pappenheim gefärbt wurden. Die mit dem Okularmikrometer bestimmten Kerndurchmesser von insgesamt 4800 Erythroblasten zeigten unter der angegebenen Vorbehandlung deut-

Tab. 4. Zahl der siderophile Granula enthaltenden Erythrocyten und Erythroblasten bei Rattenfeten in Abhängigkeit vom Körpergewicht

Nr.	Gewicht in g	Siderocyten in ‰	Nr.	Gewicht in g	Siderocyten in ‰
1	0,12	997	20	0,68	747
2	0,14	992	21	0,70	688
3	0,15	967	22	0,73	724
4	0,17	963	23	1,05	639
5	0,17	988	24	1,53	738
6	0,18	957	25	1,99	511
7	0,21	987	26	2,47	332
8	0,22	992	27	2,75	478
9	0,23	977	28	3,12	295
10	0,23	983	29	3,14	170
11	0,25	976	30	3,14	369
12	0,25	974	31	3,15	385
13	0,27	969	32	3,17	299
14	0,28	936	33	3,24	268
15	0,29	990	34	3,34	197
16	0,30	963	35	3,37	394
17	0,36	984	36	3,39	298
18	0,39	990	37	3,70	151
19	0,47	981	38	3,81	89

liche Unterschiede, indem der Gipfel der Kurve bei Vitamin-B_{12}-behandelten Tieren bei 6 μ lag, während die Kontrolltiere einen Gipfel der Kerndurchmesserkurve bei 12,5 μ zeigten. Bei allen Feten der Kontrolltiere waren die kernhaltigen roten Zellen sehr groß und besaßen meist den Charakter von Megaloblasten. Ihre Kerndurchmesser schwankten sehr stark, da offenbar neben den Zellen der ersten Blutbildungsperiode bereits Normoblasten der zweiten Periode vorhanden waren.

Jones und Smith sahen bei gleicher Versuchsanordnung mit Folsäure und Leberextrakt ebenfalls eine deutliche Reduktion der Zelldurchmesser. Es dürfte demzufolge kein Zweifel an der Beeinflussung der Morphologie fetaler Megaloblasten durch hohe Dosen von Leberwirkstoff bzw. Vitamin B_{12} bestehen. Diese Beobachtungen sprechen dafür, daß ein grundsätzlicher Unterschied zwischen den Megaloblasten des Embryos und denen des Perniciosakranken nicht zu bestehen scheint. In-vitro- und in-vivo-Untersuchungen an Perniciosaknochenmark unter Leber- bzw. Vitamin-B_{12}-Therapie legen die Vermutung nahe, daß sich der Megaloblast lediglich als Folge der gestörten Reifungsvorgänge, die bei Vitamin-B_{12}-Mangel auftreten, aus der erythropoetischen Stammzelle entwickelt und nach Beseitigung des Mangelzustandes eine rasche Ausdifferenzierung zeigt.

Da auch der fetale Megaloblast unter dem Einfluß hoher Vitamin-B_{12}-Dosen seine Form und Größe ändert und sich morphologisch dem Normoblasten nähert, erhebt sich die Frage, ob nicht während des ersten Drittels der Schwangerschaft

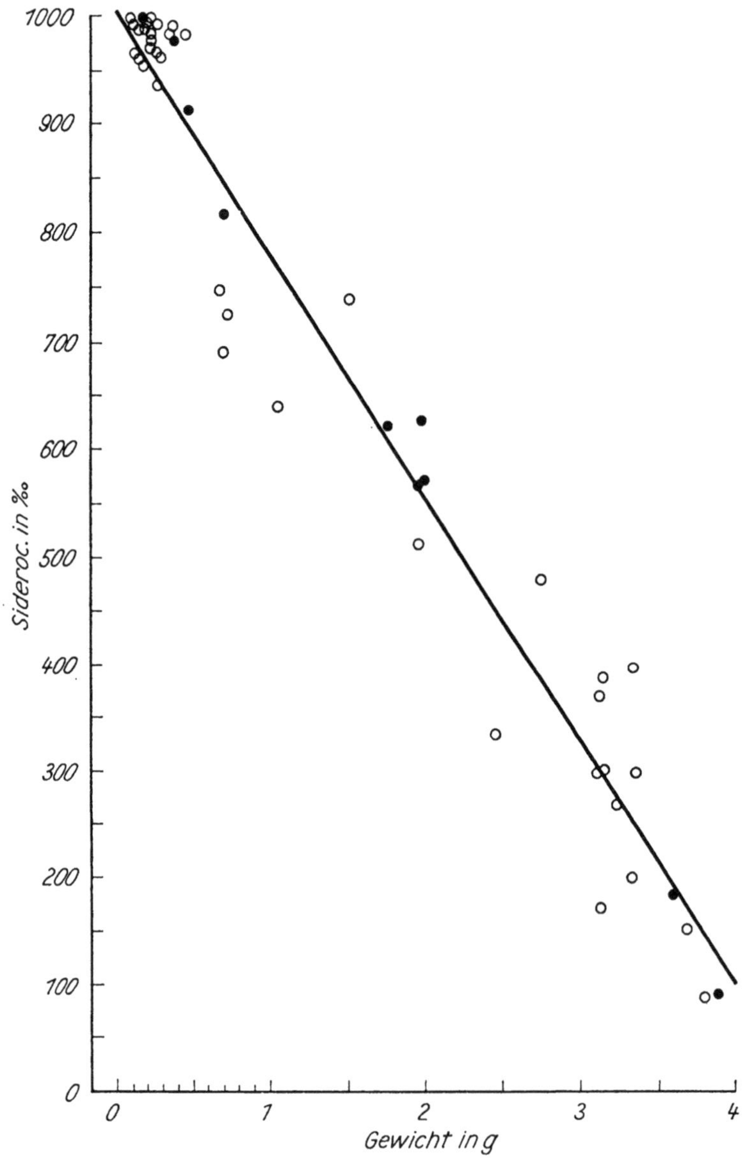

Abb. 8

Zahl der siderophile Granula enthaltenden Erythrocyten und Erythroblasten bei Rattenfeten in Abhängigkeit vom Körpergewicht des Feten

○ ohne Vorbehandlung des Muttertieres

● mit Vorbehandlung des Muttertieres mit Vitamin B_{12} (s. Tabelle 5)

die von der Mutter durch die Placenta abgegebene Menge Vitamin B_{12} für die Blutbildung des Embryos zu gering ist.

In unserem Zusammenhang ist zu klären, inwieweit die physiologische Vitamin-B_{12}-Mangelsituation beim Embryo im ersten Drittel der Trächtigkeit einen Einfluß hat auf die Bildung von Siderocyten bzw. Sideroblasten. Hierzu wurden in eigenen Versuchen Ratten während der ersten Schwangerschaftszeit mit hohen Dosen Vitamin B_{12} (subkutane Injektionen) behandelt und die Beeinflussung der Siderocyten- bzw. Sideroblastenzahl beim Feten untersucht. Die Ergebnisse sind in Tab. 5 und in Abb. 8 dargestellt.

Tab. 5. Zahl der siderophile Einschlußkörper enthaltenden roten Zellen bei Rattenfeten nach Vorbehandlung des Muttertieres mit Vitamin B_{12}

Nr.	Fetusgewicht in g	Gesamtmenge verabreichtes Vitamin B_{12} in γ	Siderocyten bzw. Sideroblasten ‰
1	0,19	300	991
2	0,38	450	978
3	0,48	300	911
4	0,70	600	815
5	1,76	500	619
6	1,91	500	565
7	1,95	500	625
8	2,00	500	569
9	3,60	900	189
10	3,90	900	90

Wie aus unseren Ergebnissen ersichtlich ist, hat die Verabreichung von Vitamin B_{12} in hoher Dosierung an trächtige Ratten keinen Einfluß auf die Siderocytenzahl der Feten.

Beim Menschen bestehen im 5. Fetalmonat etwa 95% des Blutfarbstoffes aus fetalem Hämoglobin, bei der Geburt noch durchschnittlich 80%. Der Rest wird durch Hämoglobin vom Erwachsenentyp gebildet. Nach der Geburt sinkt beim normal geborenen Kind das fetale Hämoglobin relativ schnell ab, beträgt nach etwa 4 Wochen nur noch rund 50% und erreicht den Nullwert nach etwa 12 Wochen, wie aus Ergebnissen von Jonxis und Smith hervorgeht. Die gleichen Autoren fanden bei frühgeborenen Kindern eine bedeutend flacher verlaufende Abbaukurve des fetalen Hämoglobins, das nach 4 Wochen noch 90% beträgt und noch nach 22 Wochen über 10% ausmachen kann.

Allerdings lassen sich auch beim normalen Erwachsenen noch Spuren von fetalem Hämoglobin nachweisen (Richterich). Bei pathologischen Zuständen ist nach Richterich fetales Hämoglobin beim Erwachsenen vermehrt vorhanden: 1. bei der Thalassaemia major bis 90% des Gesamthämoglobins, 2. bei der Sichelzellanämie bis maximal 40% des Gesamthämoglobins und 3. in geringen Mengen bei etwa einem Drittel der Patienten mit einer hereditären Sphärocytose.

Den aus unseren Untersuchungen hervorgehenden Befund, daß die Zahl der Siderocyten im Blut nach der Geburt schnell zurückgeht, kann man nur im Zusammenhang mit den erheblichen Umstellungen des Erythrocytenstoffwechsels in diesem Stadium betrachten. Infolge der vollen Arterialisierung des Blutes in den Lungen nach der Abnabelung kann die Zahl der Sauerstoffträger vermindert werden. Es kommt jetzt zu einer Drosselung der Erythrocytenneubildung, die peripher im Absinken der bei der Geburt und vorher auf etwa 3 bis 4% erhöhten Retikulocytenwerte innerhalb der ersten 10 Tage auf etwa 1% und tiefer ihren sichtbaren Ausdruck findet (Berthold, Seyfarth und Jürgens, Wegelius, Gairdner, Marks und Roscoe). Untersuchungen von Gairdner und Mitarbeiter ließen unmittelbar post partum eine Verminderung des Erythroblastenbestandes im Knochenmark erkennen, die bis zum 2. Monat anhielt und eine entsprechende Beeinflussung des roten Blutbildes zur Folge hat. Möglicherweise spielt auch die Tatsache eine Rolle, daß in der embryonalen Milz eine Erythropoese stattfindet, die beim Menschen kurze Zeit post partum eingestellt wird.

Inwieweit bei dem Abfall der Siderocytenzahl post partum bei Frühgeburten Beziehungen zum Absinken des fetalen Hämoglobins eine Rolle spielen, kann noch nicht sicher entschieden werden.

b) Das vermehrte Vorkommen von Siderocyten bei der Bleivergiftung

Unter den Erkrankungen, bei denen Erythrocyten mehr oder weniger stark vermehrt siderophile Granula enthalten können, ist vor allem die massive Bleiintoxikation zu nennen. Der wesentliche pathogenetische Mechanismus scheint nach neueren Anschauungen vor allem eine Einbaustörung des Eisens in das Porphyringerüst des Hämoglobins zu sein (Vannotti, Eriksen).

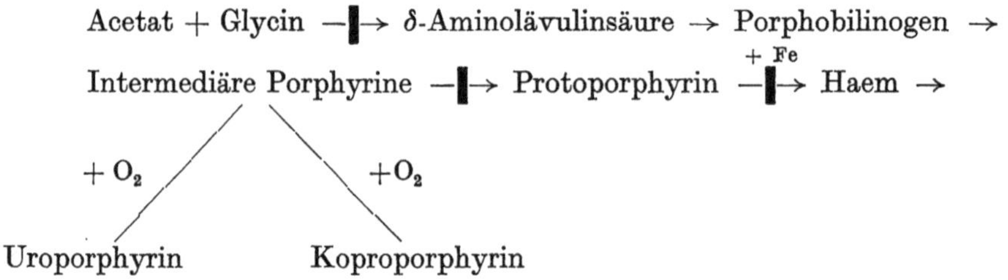

Schema der Hämsynthese. ▌ Blockierungsstellen bei Bleivergiftung.

Infolgedessen kommt es zu einem Hämoglobinmangel und zu einem Überschuß von nicht verwertbarem Porphyrin. In der ersten Phase der Bleivergiftung tritt außerdem eine gesteigerte Hämolyse auf (Heilmeyer). Im Knochenmark finden sich die Zeichen der gesteigerten Erythropoese (Klima und Seyfried) mit gleichzeitiger Ausschwemmung von polychromatischen und basophil punktierten Erythrocyten in die Blutbahn.

Porphyrin ist in der Form des Protoporphyrins noch in normalen menschlichen Erythrocyten enthalten. Auf 100 ml Erythrocyten entfallen 30 bis 35 γ Protoporphyrin (Seggel). In den Erythroblasten des Knochenmarks gesunder Menschen wurde nur dann Protoporphytin nachgewiesen, wenn besonders starke Aufbauarbeit geleistet werden mußte, z. B. in der Fetalzeit und bei Kindern (BORST und KÖNIGSDÖRFFER jr.), weil die Hämoglobinsynthese anscheinend mit der gesteigerten Geschwindigkeit der Zellbildung nicht Schritt halten kann. Auch beim hämolytischen Ikterus und während der Retikulocytenkrise unter der Leberbehandlung des Morbus BIERMER enthalten die Retikulocyten Protoporphyrin (SEGGEL u. a.). Der Porphyringehalt der Erythrocyten soll außerdem auch infolge eines verminderten Eisenangebotes ansteigen. CARTWRIGHT, LAURITSEN, JONES, MERRILL und WINTROBE beobachteten bei Studien über die Anämie bei chronischen Infektionen einen erhöhten Porphyringehalt der Erythrocyten.

Verschiedene Autoren haben beim Saturnismus einen außerordentlichen Porphyrinreichtum des Knochenmarkes beobachtet. Dieses Porphyrin ist ein Koproporphyrin III (GROTEPASS, VANNOTTI), das dem Hämin des Blutpigmentes sehr nahe steht. Diese Feststellung ist wichtig, denn bei zahlreichen anderen Formen von Porephyrie gehört das im Organismus erzeugte Porphyrin der Isomerengruppe I an und hat somit keinerlei Beziehungen zum Hämoglobinmolekül. Bei der Bleiintoxikation scheint also das gebildete Porphyrin direkt mit dem Hämoglobinstoffwechsel, d. h. mit der Funktion des Knochenmarkes in Verbindung zu stehen, das prozentual die höchste Porphyrinkonzentration aufweist.

Die von VANNOTTI angenommene Einbaustörung des Eisens in das Hämoglobinmolekül wird durch andere Ergebnisse von VANNOTTI und DELACHAUX bestätigt, da die Phenylhydrazinhämolyse im Verlauf der Bleiintoxikation zu einem viel höheren Anstieg des Serumeisens führt als beim Gesunden. Die Serumeisenwerte bleiben in diesen Fällen auch relativ lange Zeit hoch. Das durch die Hämolyse freigemachte Eisen wird bei den vergifteten Organismen eben nicht wie normal durch das Knochenmark im Rahmen der Erythropoese verwertet. Dementsprechend ist der Anteil des Nichthämoglobineisens im Knochenmark deutlich erhöht, was auch in einer wesentlichen Vermehrung der Sideroblasten mit Werten bis zu 97% zum Ausdruck kommt (DAVID). Bleivergiftete zeigen immer eine Tendenz zu höheren Serumeisenwerten (GRAZIANI, PECORA und ROSSI u. a.) und zur vermehrten Ablagerung des Eisens in Gewebedepots (VANNOTTI und DELACHAUX).

Eine Beeinflussung der Aktivität verschiedener Fermente bei der Bleivergiftung wird u. a. von BAIER, BÄSSLER und LANG angegeben. Sie fanden eine Hemmung der oxydativen Dekarboxylierung von Brenztraubensäure und α-Ketoglutarsäure, außerdem auch der Fettsäureoxydation. Die Affinität des Bleies zu anderen Fermenten ist unterschiedlich. So werden typische SH-Fermente (Triosephosphat-Dehydrogenase und β-Ketothiolase) unter den gleichen Versuchsbedingungen nicht gehemmt, die anaerobe Glykolyse und die Atmungskette nicht beeinflußt. Einige Reaktionen (Malat-Oxydation, Zitronensäuresynthese, Brenztraubensäure-Dekarboxylierung und Hydroxamsäurebildung aus Fettsäuren) werden durch Blei deutlich aktiviert.

Das Auftreten siderophiler Granula in den Erythrocyten der Peripherie erfolgt bei experimenteller Bleivergiftung schon nach kurzer Zeit. Bei täglicher oraler Gabe von 50 mg Pb als Bleiacetat an Meerschweinchen treten schon nach 5 bis 7 Tagen die ersten Siderocyten auf, deren weiterer Anstieg bei fortlaufender Beobachtung festgestellt werden kann.

Zur Pathogenese der Bleianämie, die sich gleichzeitig mit der Zunahme der Siderocyten entwickelt, lieferten McFADZEAN und DAVIS 1949 einen in der Folgezeit mehrfach diskutierten Beitrag. Indem sie normale Meerschweinchen mit Blei

Tab. 6. Siderocytenzahl im Blut bei täglicher oraler Gabe von 50 mg Bleiacetat an etwa 300 g schwere Meerschweinchen

Nr.	Zahl der Siderocyten in ‰						
	5	10	15	20	25	32	Tage nach Beginn der Bleigabe
1	0	4	26	54	51	70	
2	0,5	8	15	38	56	89	
3	3	4	16	27	40	54	
4	1	17	36	32	48	Exitus	
5	0	3	9	14	21	46	
6	0	11	16	14	23	41	

vergifteten, entwickelte sich eine Anämie, wobei ein bestimmter Teil der Erythrocyten siderophiles Material enthielt. Bei splenektomierten mit Blei vergifteten Tieren fanden sie die sich entwickelnde Anämie bei weitem nicht so stark, dagegen stieg die Siderocytenzahl im peripheren Blut stärker an. McFadzean und Davis erklären dieses unterschiedliche Verhalten damit, daß die Milz die „offenbar minderwertigen" Siderocyten aus der Blutzirkulation entfernt.

Huber konnte die von McFadzean und Davis angegebene stärkere Vermehrung der basophil punktierten Erythrocyten und auch der Siderocyten bei den milzlosen Tieren im Gegensatz zu den normalen Tieren nicht bestätigen.

Brüschke nahm die Ergebnisse von McFadzean und Davis zum Anlaß eigener Untersuchungen unter Einhaltung der Versuchsbedingungen dieser Autoren. Meerschweinchen, die zu einem Teil unvorbehandelt und zu einem Teil vorher splenektomiert waren, wurden durch eine tägliche orale Bleigabe von 100 mg/kg Körpergewicht vergiftet und danach der Verlauf von Erythrocytenzahl und Hämoglobin beobachtet. Sämtliche Hämoglobinbestimmungen und Erythrocytenzählungen wurden mindestens doppelt, in vielen Fällen dreifach vorgenommen und der Mittelwert errechnet.

Unsere Ergebnisse zeigen, daß eine Verminderung oder gar ein Ausbleiben der Anämie bei der Bleiintoxikation nach Splenektomie, wie von McFadzean und Davis beschrieben, nicht auftritt. Es ist eher ein gegenteiliger Effekt als Folge der Operation selbst nachweisbar. Wir befinden uns damit in Übereinstimmung mit Huber, der hinsichtlich des hämatologischen Verlaufes ebenfalls keine wesentlichen Unterschiede zwischen splenektomierten und nicht splenektomierten Meerschweinchen feststellen konnte. Damit muß die im Zusammenhang mit der Mitteilung von McFadzean und Davis diskutierte Pathogenese der Bleianämie als splenogen bedingt fallengelassen werden. Es ist zu erwähnen, daß außerdem die Entfernung der Milz den Verlust von nur einem Drittel des gesamten lymphatischen Gewebes und von nur rund 25% des retikuloendothelialen Apparates bedeutet (Heilmeyer). —

Im Hinblick auf die Störungen der Hämoglobinsynthese sind die verschiedenen Formen der Porphyrie mit der Anämie bei Bleivergiftung verwandt. Auch bei

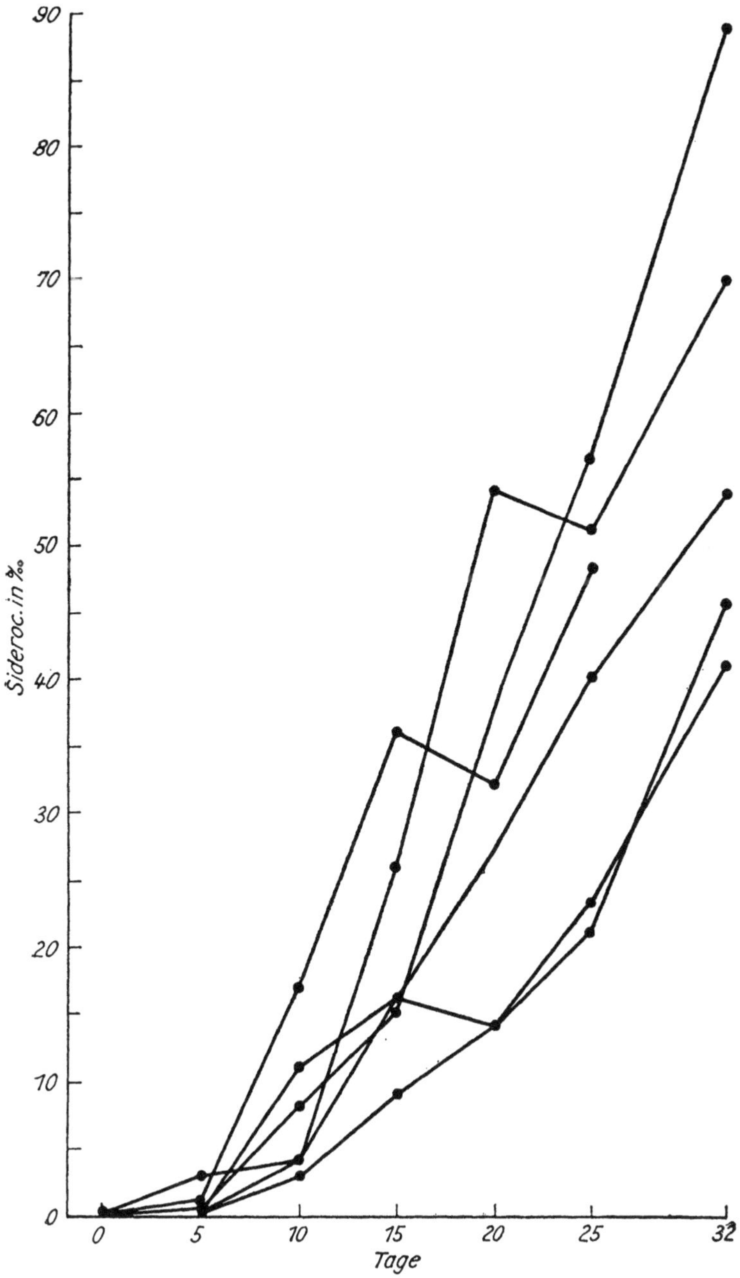

Abb. 9

Siderocyten bei Bleivergiftung

Tab. 7. Verhalten der Erythrocytenzahl und des Hämoglobingehaltes bei täglicher oraler Gabe von 100 mg Blei pro kg Körpergewicht an Meerschweinchen

Ohne vorherige Splenektomie				Nach vorheriger Splenektomie			
Nr.	Tage	Erythrocyten in Mill.	Hämoglobin in g%	Nr.	Tage	Erythrocyten in Mill.	Hämoglobin in g%
1	0	4,79	14,5	1	0	5,30	16,0
	12	4,20	13,3		8	4,17	13,0
	19	4,03	13,0		16	4,02	12,8
	31	3,56	11,0		18	3,90	12,2
	41	3,24	9,9		25	3,66	10,8
	44	3,12	10,1		27	3,26	10,5
2	0	5,43	17,1	2	0	5,30	16,5
	12	4,30	13,0		9	5,25	16,6
	17	4,11	12,8		19	3,50	10,4
	20	Exitus	—		25	2,93	8,8
					26	Exitus	—
3	0	5,20	16,0	3	0	4,80	14,8
	16	4,57	14,4		13	3,63	11,2
	24	4,25	13,0		20	1,74	6,2
	32	4,08	12,2		21	Exitus	—
4	0	4,95	15,4	4	0	5,16	16,3
	16	4,05	12,2		18	4,05	12,2
	23	3,78	12,0		27	3,73	12,2
	32	3,33	10,4		29	3,56	11,2
5	0	5,58	18,4	5	0	5,31	16,6
	9	5,05	16,0		15	4,63	14,0
	17	4,12	13,8		28	3,69	11,6
	30	3,63	10,9		39	2,85	8,5

Porphyrien sind Störungen des Eisenhaushaltes nachgewiesen worden. BERMAN und NETOUŠEK beobachteten bei Eisenbelastung von Porphyrikern eine stärkere Erhöhung der Eisenspiegelwerte, eine erhöhte Eisenbindungskapazität des Plasmas und eine verringerte Eisenutilisation, die sie mit einer Schädigung der Leberregulation des Eisenumsatzes erklären. BERMAN fand in 8 von 10 Fällen von Porphyria cutanea tarda eine deutliche Erhöhung des Plasmaeisens von 176 bis 349 γ%.

Wir konnten bei einer 43jährigen Frau eine kutane Form einer offenbar toxischen Porphyrie beobachten, die im Anschluß an eine langdauernde Luminalmedikation bei Epilepsie aufgetreten war. Das Hämoglobin betrug 13,0 g%, es waren 3,97 Millionen Erythrocyten vorhanden. Die Siderocytenwerte im

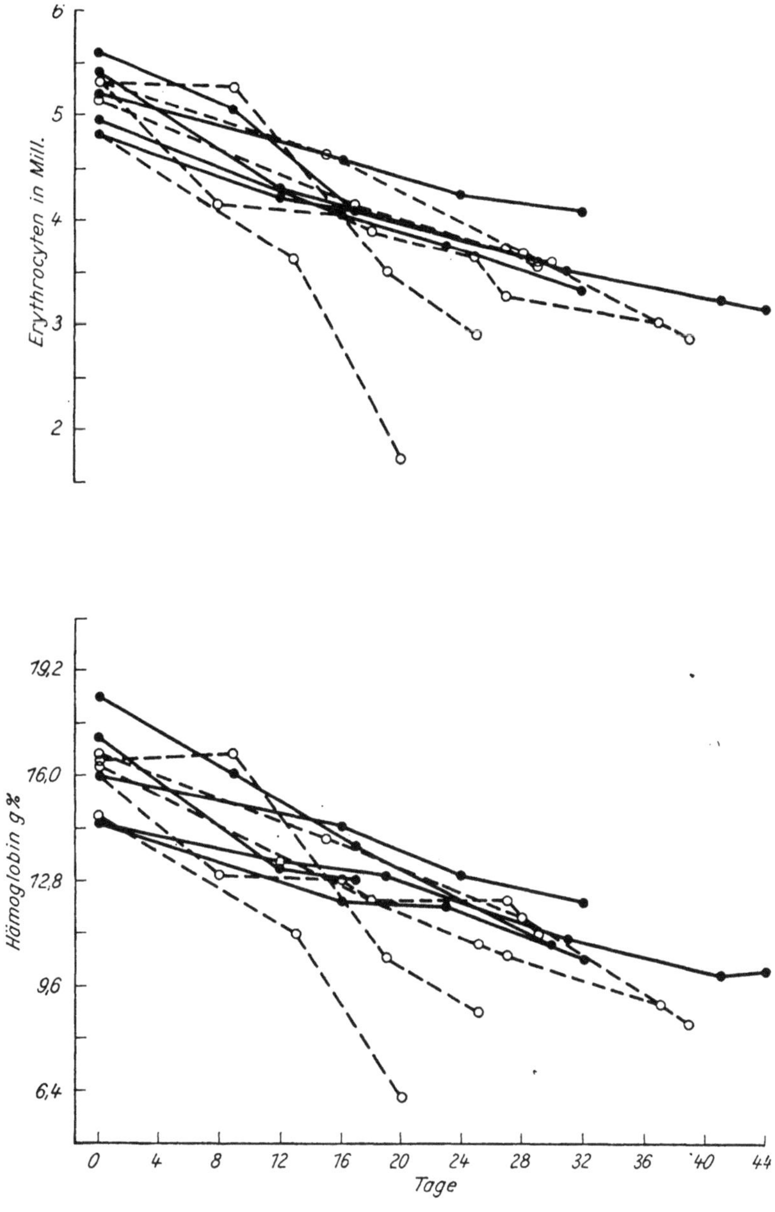

Abb. 10

Verhalten von Erythrocyten und Hämoglobin bei bleivergifteten Meerschweinchen

.———.———.———. ohne vorherige Splenektomie

o— — —o— — —o— — nach vorheriger Splenektomie

peripheren Blut lagen mit 2,5‰ an der oberen Grenze der Norm. In einem weiteren Fall, einer Porphyria cutanea tarda, waren Siderocyten im Blut nicht nachweisbar.

BILGER und TETZNER waren geneigt, Beziehungen zwischen dem Porphyringehalt der Erythrocyten und den Siderocyten anzunehmen. Diese Beziehungen mögen bei der Bleianämie z. T. bestehen. SEGGEL u. a. Autoren beobachteten jedoch mit Hilfe der Fluorescenzmethode eine Porphyrinvermehrung in den Erythrocyten nicht nur bei der Bleianämie, sondern regelmäßig auch bei Patienten mit Blutungs- und Eisenmangelzuständen, bei denen erfahrungsgemäß eine Siderocytenvermehrung im peripheren Blut nie festzustellen ist. Auch bei unbehandelten BIERMERschen Anämien zeigte sich ein Unterschied insofern, als SEGGEL im Knochenmark solcher Patienten nie eine Vermehrung der porphyrinhaltigen Erythrocyten nachweisen konnte, während TETZNER und HUBER in jedem der untersuchten Knochenmarkausstriche von Morbus BIERMER einen erhöhten Siderocytengehalt beobachten konnten.

Die meisten hypochromen oder normochromen Anämieformen ohne Eisenmangel sind — wenn man von hämolytischen Syndromen absieht — auf eine Störung der Hämsynthese zurückzuführen, wobei in erster Linie die Einbaustörung des Eisens in das Porphyringerüst eine Rolle spielt. Neben dem Saturnismus und den sideroachrestischen Anämieformen sind hier auch Avitaminosen zu erwähnen. So haben experimentelle und therapeutische Ergebnisse wahrscheinlich gemacht, daß die seltenen hypochromen Anämien bei der Pellagra auf einen Mangel an Nikotinsäureamid zurückzuführen sind. Durch Pyridoxinmangel konnten bei Tieren ebenfalls hypochrome Anämien mit hohem Serumeisenspiegel erzeugt werden. Eine Pyridoxinmangelanämie scheint beim Menschen sehr selten zu sein. Über das Verhalten der Siderocyten im peripheren Blut bei diesen Zuständen liegen noch keine Ergebnisse vor.

c) *Das vermehrte Vorkommen von Siderocyten nach Splenektomie*

Die Vermehrung der Siderocyten im peripheren Blut nach Splenektomie wurde von BILGER untersucht. Er fand, daß die Siderocyten schon wenige Tage nach der Splenektomie ansteigen und daß der erhöhte Siderocytenwert jahrelang bestehen bleiben kann. Ein gleiches Verhalten konnte von uns im Tierversuch beobachtet werden, wobei jedoch zu berücksichtigen ist, daß die Milzen verschiedener Tiere und des Menschen in ihrem anatomischen Bau, in ihrer relativen Größe und ihrer Struktur außerordentlich variabel sind, so daß experimentelle Ergebnisse an verschiedenen Tierarten nicht unbedingt vergleichbar sind und vor allem nicht ohne weiteres auf den Menschen übertragen werden können. Es spricht vieles dafür, daß die Bedeutung des Organs nicht bei allen Tierspezies die gleiche ist. Es ist darauf hinzuweisen, daß die relative Größe der Milz im Verhältnis zum Körper des Tieres bei den einzelnen Arten außerordentlich wechselt. Relativ sehr klein ist z. B. die Kaninchenmilz, sehr groß die Milz von Maus und Ratte.

Beim Meerschweinchen konnten wir folgendes Verhalten nach Splenektomie beobachten:

Tab. 8. Erythrocyten, Hämoglobin und Siderocyten im peripheren Blut nach Splenektomie beim Meerschweinchen

Nr.	Tage nach Splenektomie	Erythrocyten in Mill.	Hämoglobin in g%	Siderocyten in ‰
1	vorher	5,15	16,0	0
	10	5,05	16,0	2
	21	5,16	16,8	9
	26	5,10	17,1	14
2	vorher	4,87	15,9	0
	15	4,70	14,9	4
	23	4,94	16,1	8
	34	5,06	16,0	8
3	vorher	4,99	15,3	0,1
	22	5,05	15,7	8
	40	5,00	16,4	14
	53	5,09	16,8	19

Das Ansteigen der Siderocytenzahl nach Splenektomie gibt einen Hinweis auf eine Beeinflussung des roten Zellsystems durch die Milz und erfordert eine umfassende Darstellung der Beziehungen zwischen Milzfunktion und Erythropoese.

Der Milz werden im Hinblick auf das rote Blutzellsystem im wesentlichen zwei Funktionen zugeschrieben: 1. eine hämolytische Wirkung und 2. eine Fernwirkung auf die Knochenmarkfunktion. HIRSCHFELD spricht von der Milz als einem Regulator der erythroplastischen Funktion des Knochenmarkes.

Mit dem Effekt der Splenektomie auf die Erythrocytenzahl im strömenden Blut sowohl im Tierversuch als auch beim Menschen befassen sich zahlreiche, einander z. T. widersprechende Arbeiten. Es wurden Verminderungen, zuweilen Vermehrungen der roten Blutzellen (z. B. von ISTOMANOWA, MJASSNIKOW und SWJATSKAJA beim Kaninchen und von HEILMEYER und HIRSCHFELD beim Menschen eine Neigung zur Polyglobulie) oder keinerlei Veränderungen (BREU, REIMER und SCHNEIDER) gefunden.

CROSBY berichtete 1948 über eine klinische Erfahrung, aus der er schloß, daß die Milz rote Zellen mit siderophilen Einschlußkörperchen nicht zerstört: Bei einem Patienten mit einer hereditären, nichtsphärocytotischen hämolytischen Anämie waren vor der Splenektomie 0,1% der Erythrocyten im peripheren Blut Siderocyten. Pigmentuntersuchungen und die Bestimmung der Erythrocytenlebensdauer zeigten eine Umsatzrate von 50 g Hämoglobin täglich. Nach der Splenektomie veränderten sich das Ausmaß der Anämie und die Hämolyserate nicht wesentlich, während die Zahl der Siderocyten auf 45% anstieg. Wenn die Milz vor der Splenektomie die Siderocyten zerstört hätte, so hätte die Entfernung des Organs und das damit verbundene Verbleiben der Siderocyten im Kreislauf eine Verbesserung der hämolytischen Erkrankung zur Folge haben müssen. Da dies nicht eintrat, schließt

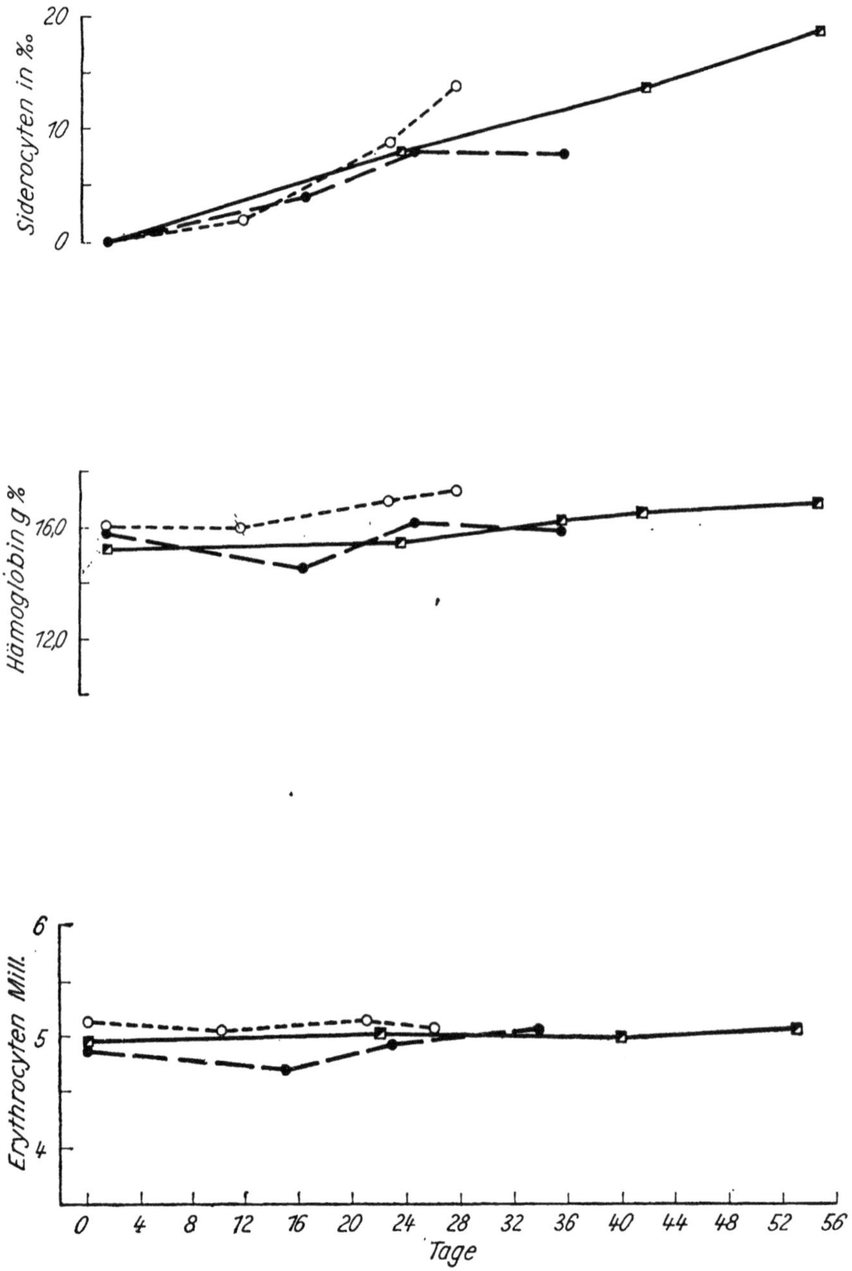

Abb. 11

Erythrocyten, Hämoglobin und Siderocyten nach Splenektomie beim Meerschweinchen

CROSBY, daß die Milz in der Lage ist, die Einschlußkörper zu entfernen, ohne die rote Zelle zu zerstören.

Diese Auffassung wurde von CROSBY 1957 unterbaut, indem er Blut von Splenektomierten mit hohen Siderocytenkonzentrationen an vier Empfänger mit Milz und an zwei splenektomierte Empfänger transfundierte. In der Zirkulation von Empfängern mit normaler Milz verschwanden die siderophilen Granula schnell, während die transfundierten Zellen in der Zirkulation verblieben zu sein schienen, wie durch vorherige Markierung mit ^{51}Cr oder durch die ASHBY-Methode der Differentialagglutination festgestellt werden konnte. Bei Empfängern, die keine Milz hatten, blieben sowohl die Granula als auch die roten Blutzellen in der Zirkulation.

CROSBY schließt daraus auf einen noch nicht näher definierten milzeigenen Mechanismus, der eine Entfernung der siderophilen Granula ohne Zerstörung der Trägerzelle erlaubt. Wir können in diesem Zusammenhang auf unsere Untersuchungen über die Pathogenese der Bleianämie verweisen, die im Gegensatz zu den Ergebnissen von McFADZEAN und DAVIS keinen Hinweis auf eine Eliminierung der Siderocyten und eine dadurch bedingte zusätzliche Anämisierung ergaben und somit eher in Richtung der CROSBYschen Auffassung tendieren. Bei Richtigkeit der CROSBYschen Hypothese müßten allerdings beim Saturnismus granulumfreie, hypochrome Erythrocyten im Blut nachweisbar sein, bei denen die siderophilen Granula bereits entfernt sind. Wir konnten jedoch in hypochromen Erythrocyten beim Saturnismus stets siderophile Granula nachweisen.

ANAGNOSTU und BILGER weisen darauf hin, daß die Siderocytenwerte nach Splenektomie bei hämolytischen Anämien viel stärker ansteigen als bei den Fällen, bei denen die Milzentfernung wegen einer Ruptur, einer Milzvenenthrombose oder eines sonstigen Milztumors durchgeführt wurde. Nach Splenektomie steigen auch die Siderocyten- und Sideroblastenwerte im Knochenmark an.

Bei morphologischen Untersuchungen der Milz, über die TISCHENDORF zusammenfassend berichtet, zeigte sich eine Phagocytose degenerierter Leukocyten in den Retikulumzellen. Ebenso fanden sich Bruchstücke überalterter, im Zerfall begriffener Erythrocyten und wohl auch verbrauchte Thrombocyten. Als Erythrophagocyten fungieren vornehmlich die perisinusösen Retikulumzellen, SIEGMUNDS „histiozytäre Uferzellen“. Im Vergleich zu vielen anderen Säugern und Nichtsäugern ist die Erythrophagocytose beim Menschen nur unbedeutend, sie kann jedoch unter pathologischen Bedingungen erhebliche Ausmaße annehmen. Bei gesteigertem Blutzerfall tritt zu dem üblichen intrazellulären Hämosiderinpigment noch reichlich extrazelluläres. Die Milz ist das Organ mit der höchsten Eisenkonzentration. Die Bedeutung der Milz für die Blutmauserung, den Hämoglobinabbau und den Eisenstoffwechsel wird meist mit v. SKRAMLIK dahingehend charakterisiert, daß die Milz die roten Blutkörperchen zum Teil selbst zerstört, zum Teil soweit schädigt, daß sie in der Leber leichter aufzuarbeiten sind. Mit einer aktiven Zerstörung körpereigener Erythrocyten durch die normale Milz ist nach neuerer Auffassung nicht zu rechnen, wohl aber mit einer Minderung der osmotischen und hämolytischen Erythrocytenresistenz.

Granick machte 1943 auf Grund von Untersuchungen an Milzschnitten auf Erythrocyten aufmerksam, die Nichthämatin-Eisen enthielten. Pappenheimer, Thompson, Parker und Smith untersuchten menschliche Milzschnitte und fanden in den Sinusendothelien häufig eisenhaltige Körperchen, vor allem bei thrombocytopenischer Purpura, beim hämolytischen Ikterus und auch beim Banti-Syndrom sowie bei Milzen, die von Kindern mit rheumatischem Fieber stammten. McFadzean und Davis konnten in den Milzen von mit Blei vergifteten Meerschweinchen reichlich eisenfärbbares Material nachweisen.

Um zu klären, ob beim gesunden Menschen im Depotblut der Milz vermehrt Siderocyten enthalten sind, untersuchte Tetzner Sportler nach Adrenalininjektion. Ein Siderocytenanstieg war nicht zu beobachten. Der gleiche Autor untersuchte Milzblut bei einem Lymphogranulomatosekranken mit hämolytischen Schüben sofort nach der Splenektomie. Es bestand hier eine Siderocytenvermehrung auf 4,5‰, obwohl vor der Splenektomie im peripheren Blut nur bis 1,5‰ Siderocyten zu beobachten waren. Im Gegensatz zu diesem Befund steht allerdings das Ergebnis von Dacie, nach welchem in Milzblutausstrichen eine Vermehrung von Siderocyten nicht nachgewiesen werden konnte.

Tetzner erklärt seine Befunde — ähnlich wie McFadzean und Davis — mit der Hypothese, daß das retikulohistiocytäre System der Milz die Siderocyten als abnorme Erythrocyten phagocytieren würde. Begünstigend für die Zelleliminierung soll die Erythrostase bzw. die Freisetzung von spezifisch wirkenden Substanzen sein, die den Abbau der Siderocyten vorbereiten. Er erwähnt weiterhin die Möglichkeit, daß die im Verhältnis zu normalen Erythrocyten durchschnittlich größeren Siderocyten beim Passieren der Milzsinus abgefangen würden. Es muß jedoch eingewandt werden, daß der Price-Jones-Durchmesser der Siderocyten nicht größer ist als der von granulafreien Retikulocyten, die die Milz offenbar ungehindert passieren.

Als Hinweise für eine physiologische Einwirkung der Milz auf die roten Zellelemente sind z. B. die Befunde von Singer, Miller und Dameshek anzuführen, die 4 Wochen bis 15 Jahre nach Splenektomie Target-Zellen fanden, also Erythrocyten, in denen die Hämoglobinsynthese nicht vollständig ist. Ferner beobachteten sie eine deutliche Neigung zur Bildung flacher, platter Zellen („platycyts"), die eine deutlich erhöhte osmotische Resistenz zeigen. Istomanowa, Mjassnikow und Swjatskaja beobachteten 2 bis 3 Wochen nach Splenektomie beim Kaninchen einen Anstieg der osmotischen Erythrocytenresistenz über die Norm, der über längere Zeit bestehen bleibt. Man kann annehmen, daß die rote Blutzelle im Knochenmark als „platycyt" gebildet wird und daß der Erythrocytendurchmesser als Folge einer Milzeinwirkung mit steigendem Alter kleiner wird, bis zuletzt eine osmotisch und mechanisch resistenzverminderte Kugelform (Sphärocyt) entsteht, die der Hämolyse anheimfällt.

Eine Verlängerung der Erythrocytenlebensdauer nach Splenektomie wurde beim Hund nicht gefunden (Singer und Weisz). Der Anteil der Erythrocytenzerstörung in der normalen Milz ist sicher klein oder wird nach Splenektomie schnell durch extrasplenische Mechanismen kompensiert. Bei Meerschweinchen fanden Gordon und KLEINBERG, daß die Erythrocytenlebensdauer von der Splenektomie unberührt ist.

Damit soll gezeigt werden, daß das Auftreten von Siderocyten im Blut nach Splenektomie nur eine von zahlreichen Veränderungen des Erythrocytenstoffwechsels ist, wobei die Zusammenhänge zwischen Siderocytengehalt des Blutes und Milzfunktion noch nicht restlos geklärt sind. Die Hypothese, daß die Siderocyten als solche (McFADZEAN und DAVIS) oder daß allein ihre Granula (CROSBY) durch die Milz entfernt werden, besitzt nach DACIE wenig Wahrscheinlichkeit, da er in Milzblutausstrichen eine Vermehrung von Siderocyten nicht nachweisen konnte. DACIE nimmt daher an, daß die nach Splenektomie auftretende Vermehrung der Siderocyten durch einen humoralen Mechanismus bedingt sei und die roten Zellen möglicherweise ohne den Einfluß der Milz im Knochenmark langsamer ausreifen, so daß auf diese Weise eine Vermehrung der Retikulocyten und der Siderocyten bei fehlender oder atrophischer Milz zustande kommen könnte.

Gröbere Veränderungen des roten Markanteiles nach Splenektomie sind allerdings nicht nachweisbar (HEILMEYER u. a.). Bedeutsam für die Beurteilung der Knochenmarkfunktion ist u. a. das Verhalten der Retikulocyten. Diese zeigen nur kurz nach der Operation einen meist geringen Anstieg, der sicher auf den operativen Eingriff bzw. den dadurch verursachten Blutverlust zu beziehen ist. Nach wenigen Tagen bis Wochen kehren die Retikulocytenzahlen zum Ausgangswert zurück (ROESE u. a.). Auch bei der Nachuntersuchung splenektomierter Menschen wurden meist normale Retikulocytenzahlen gefunden (ECK und RAYNER).

Diese Feststellungen sind wichtig, denn sie zeigen, daß von einer generellen Enthemmung des Markes durch Splenektomie für die Erythropoese, ganz im Gegensatz zu der Auffassung von DACIE, nicht die Rede sein kann. Es werden keineswegs vermehrt Retikulocyten ausgeworfen. In diesem Zusammenhang sind auch die Versuche von MORETTI, CASTETS und KERMAREC zu erwähnen, die durch Erzeugung einer Hyperplasie des RES in der Milz mit Hilfe von intrasplenischen Oestrogeninjektionen einen vorübergehenden Erythrocytensturz erzeugten. Aber auch solche Versuche, die den hemmenden Einfluß des Retikulumgewebes der Milz auf die Erythropoese zeigen sollen, sind nicht eindeutig und lassen verschiedene Auslegungen zu. HEILMEYER vermißt in der Arbeit dieser Autoren vor allem Kontrollversuche mit Oestrogeninjektionen in den übrigen Kreislauf, da die oestrogenen Stoffe selbst schon eine Markhemmung hervorrufen können. Auch die Versuche, mit Hilfe von Milzvenenblut oder mit Hilfe von Milzextrakten die Erythropoese zu beeinflussen, sind äußerst widersprechend (DOWNS und EDDY, MUSSER und KRUMBHAAR, PATON, GULLAND, FOWLER). Sicher spielen hierbei unspezifische Einflüsse eine entscheidende Rolle.

Im Gegensatz zu diesen unsicheren Ergebnissen zeigen die folgenden Beobachtungen ein sicheres Bild, das geeignet ist, einen hormonalen Einfluß der Milz auf die Erythropoese zu beweisen: Nach Splenektomie treten in den Erythrocyten des peripheren Blutes Kernreste in Form von JOLLY-Körpern auf, und zwar sowohl im Tierexperiment als auch beim splenektomierten Menschen (HIRSCHFELD, NÄGELI, SINGER, MILLER und DAMESHEK). LAUDA und FLAUM konnten in Parabioseversuchen zeigen, daß Jolly-Körper erst auftreten, wenn man bei beiden Parabiosepartnern die Milz entfernt. Die Milz des einen Tieres schützt also auch das zweite vor der Jolly-Körper-Bildung, womit ein humoraler Wirkungsmechanismus bewiesen zu sein scheint. Neben Jolly-Körpern wurde oft nach Reizung des Markes das Auftreten von kernhaltigen Erythrocyten im strömenden Blut nach Splenektomie oder bei Milzatrophie beobachtet (Downs und Eddy, Forssell). Nach Aderlässen oder nach Verabreichung von hämolytischen Giften fanden Cruz und Robscheit-Robbins bei splenektomierten Hunden viermal mehr Normoblasten als bei normalen Hunden. Es scheint daraus hervorzugehen, daß der normale Entkernungsvorgang durch Ausfall der Milz eine Störung erleidet oder daß die Zellen in einem vorzeitigen, noch nicht ganz ausgereiften Zustand ins Blut abgegeben werden. Diese Störung ist keine vorübergehende, sondern meist noch viele Jahre nach der Milzexstirpation nachweisbar.

Heilmeyer stellte den humoralen Einfluß der Milz auf die Knochenmarksfunktion in folgendem Schema dar:

Humorale Milzstoffe

spezifisch, nicht ersetzbar → Entkernung der Erythrocyten, Eiseneinbau in das Hämoglobin, Hämoglobinsynthese

nicht spezifisch, durch andere Gewebe ersetzbar → Regulation der Erythrocytenzahl, Leukocytenzahl, Thrombocytenzahl

Die Bedeutung der Milz für den Eisenstoffwechsel ist relativ gering. Nach Injektion radioaktiven Eisens fanden sich in der Leber ungleich größere Aktivitätsmengen als in der Milz (Vannotti, Closuit und Jaccottet).

Eine größere Bedeutung hat die Milz im Eisenstoffwechsel beim Abbau von Erythrocyten, wie bei Versuchen mit radioaktiv markierten roten Blutzellen nachgewiesen werden konnte. Die alte Ansicht, daß die Milz das Grab der Erythrocyten sei, ist jedoch eine fehlerhafte Verallgemeinerung, die sich aus der Beobachtung über die Herausnahme der Milz beim kongenitalen hämolytischen Ikterus ergeben hat. Durch die grundlegenden experimentellen Untersuchungen von Emerson wissen wir, daß Kugelzellen in den Maschen der Milzsinus selektiv zurückgehalten werden und dadurch ständig aus dem Kreislauf herausgenommen werden und der Hämolyse verfallen, während die normalen Zellen die Milzpulpa glatt passieren. Nur unter diesen Bedingungen ist die Milz hämolytisch wirksam, während sie unter normalen Bedingungen am Untergang der normalen Erythrocyten nicht wesentlich beteiligt zu sein scheint, wie schon Lauda nach kritischer Sichtung aller Tatsachen geschlossen hat.

Alle genannten Ergebnisse können heute auf einen gemeinsamen Nenner gebracht werden: Durch die Milzentfernung werden in gewissem Sinne „unfertige“ Erythrocyten in die Zirkulation gebracht, die zum Teil noch Eisen enthalten, das nicht für die Hämoglobinsynthese Verwendung gefunden hat. Diese Befunde müssen dahingehend gedeutet werden, daß ein humoraler Milzfaktor für die Ausreifung der Erythrocyten im Mark notwendig ist bzw. die vorzeitige Ausstoßung von Erythrocyten verhindert. Es kann sich hierbei nicht um eine einfache Störung des Ausschüttungsmechanismus handeln, sonst müßten die Retikulocytenzahlen nach Milzexstirpation dauernd höher liegen, was jedoch nicht der Fall ist. Die Ausreifung der Substantia retikulo-filamentosa erfolgt auch nach Splenektomie ungestört, lediglich die Kernreifung und die Hämoglobinsynthese scheinen gestört.

Hinzu kommt möglicherweise eine weitere Einwirkung der Milz, die die Entfernung siderophiler Granula aus bereits zirkulierenden Erythrocyten betrifft, wie sie von CROSBY diskutiert wird, ohne daß diese Frage jetzt schon endgültig entschieden werden kann.

d) Das vermehrte Vorkommen von Siderocyten bei hämolytischen Anämien

Siderocyten können in vielen Fällen von hämolytischen Anämien im peripheren Blut beobachtet werden. ESTREN und DAMESHEK stellten bei der Klassifikation der hämolytischen Anämien eine besondere Form, die „siderocytic anaemia" heraus. Ob dem Vorkommen von Siderocyten bei dieser Krankheitsgruppe eine besondere Bedeutung zukommt, kann heute noch nicht sicher entschieden werden.

MCFADZEAN und DAVIS berichteten 1947 über 7 Fälle von erworbener hämolytischer Anämie. Bei 6 dieser Patienten wurde eine Splenektomie vorgenommen. Vor der Milzexstirpation wurden im peripheren Blut nur selten Siderocyten gefunden. In einem Fall allerdings konnten vor der Splenektomie 110‰ Siderocyten während einer hämolytischen Krise festgestellt werden.

TETZNER untersuchte das Verhalten der Siderocyten bei einer durch Anti-Meerschweinchenerythrocyten-Serum erzeugten hämolytischen Anämie bei splenektomierten und bei nichtsplenektomierten Meerschweinchen. Alle Tiere zeigten während der hämolytischen Krise ein vermehrtes Auftreten von Siderocyten im peripheren Blut mit einem Maximalwert von 37‰. In der Siderocytenhöhe bestand kein erkennbarer Unterschied zwischen den splenektomierten und den nichtsplenektomierten Meerschweinchen.

Beim kongenitalen hämolytischen Ikterus des Menschen fanden sich in einem von HEILMEYER mitgeteilten Fall vor der Splenektomie stark erhöhte Retikulocytenwerte im Blut und nur ganz wenige Siderocyten. Nach der Milzexstirpation fielen die Retikulocytenwerte zur Norm ab, während gleichzeitig die Siderocyten ebenso wie die JOLLY-Körper stark zunahmen (Abb. 12). Eine ähnliche Beobachtung machte CROSBY. In seinem Fall waren die Retikulocyten nach der Splenektomie vorübergehend auf 27‰ (von vorher 96‰) abgefallen, während gleichzeitig die Siderocyten um das 16fache zunahmen.

CASE nahm an, daß die Siderocyten proportional dem Hämolysegrad — als Index eines gesteigerten Erythrocytenabbaues — ansteigen würden. Bei einer Anämieform mit hämolytischer Komponente, der BIERMERschen Anämie, will CASE unter der Leberextraktbehandlung eine Abnahme der Siderocytenzahlen im gleichen Maße, wie die Retikulocyten zunahmen, beobachtet haben. Weiterhin

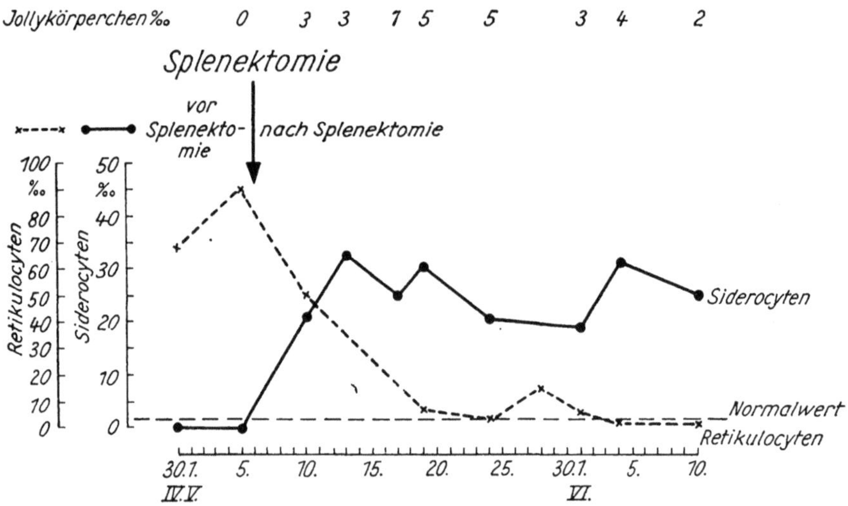

Abb. 12

Veränderung der Siderocyten und Retikulocyten nach der Splenektomie bei einem kongenitalen hämolytischen Ikterus (aus BILGER)

sollen beim Morbus BIERMER nach CASE die Siderocyten noch vor dem Ansprechen der Retikulocyten eine Veränderung ihrer Zahl zeigen. Das Verhältnis von Retikulocyten zu Siderocyten, das von CASE als „haemodynamic index" bezeichnet wurde, soll zuerst niedrig sein und später ansteigen. Bei Phenylhydrazinhämolyse sowohl beim Gesunden als auch bei der Polycythämia vera erhöht sich nach CASE die Siderocytenzahl direkt proportional zum Erythrocytenabfall. Bei einem Fall von acholurischem Ikterus verursachte nach den Beobachtungen von CASE die Splenektomie einen Abfall sowohl der Siderocyten als auch der Retikulocyten auf normale Werte, wobei gleichzeitig eine Besserung des klinischen Bildes zu beobachten war.

Mehrere eigene Feststellungen der Siderocytenzahl bei hämolytischen Anämien ergaben die in Tabelle 9 dargestellten Werte.

Tab. 9. Siderocytenzahl im Blut bei erworbenen hämolytischen Anämien

Nr.	Alter in Jahren	Serumbilirubin mg%	Serumeisen γ%	Retikulocyten ‰	Siderocyten ‰
1	46	1,54	92	612	43,0
2	62	0,66	107	32	2,4
3	39	6,31	189	47	1,7

Ähnlich wie bei hämolytischen Anämien liegt bei der Polycythämia vera eine gesteigerte Erythropoese vor. In drei von uns untersuchten Polycythämie-Fällen konnte ein vermehrtes Auftreten von Siderocyten im peripheren Blut nicht beobachtet werden. In zwei Fällen waren überhaupt keine, im dritten Fall nur 2‰ Siderocyten im Blut nachweisbar.

Bei der unbehandelten BIERMERschen Anämie sind im Knochenmark vermehrt Sideroblasten nachweisbar, die unter der spezifischen Behandlung schnell abnehmen. Diese Verminderung ist als Folge eines relativen Eisenmangels bei der gesteigerten Erythropoese nach Behandlungsbeginn anzusehen, wobei darauf hinzuweisen ist, daß alle Eisenmangelzustände grundsätzlich verminderte Zahlen von Sideroblasten im Knochenmark zeigen, die erst nach Eisenapplikation ansteigen.

Über das vermehrte Auftreten von Siderocyten im Blut bei der BIERMERschen Anämie bestehen gegensätzliche Ergebnisse. CASE will mit seiner Färbemethode 80 bis 140‰ Siderocyten gefunden haben, während die Forschergruppen um DONIACH sowie um PAPPENHEIMER eine Siderocytenvermehrung nicht beobachten konnten. Auch BILGER und TETZNER konnten beim BIERMER vor, während und nach der Behandlung mit Aminohepan und Acidolpepsin, teilweise in Kombination mit Vitamin B_{12}, im peripheren Blut keine Siderocyten nachweisen.

Bei eigenen Untersuchungen an 5 unbehandelten BIERMER-Kranken konnten im Blut in keinem Falle Siderocyten gefunden werden.

e) Weitere pathologische Zustände mit Siderocytenvermehrung

PAPPENHEIMER nennt unter den Erkrankungen, bei denen vermehrt Siderocyten im Blut auftreten können, die thrombocytopenische Purpura; weiterhin werden schwere chronische Myelosen (FRIEDERICI) und schwere chronische Urämien (DONIACH, GRÜNEBERG und PEARSON) erwähnt.

Interessant ist die Gegenüberstellung von 5 eigenen, auf den Siderocytengehalt im Blut untersuchten Leukämiefällen. In drei Fällen, nämlich einer chronischen Lymphadenose, einer Myeloblastenleukose sowie einer Paraleukoblastenleukose waren keine oder nur sehr wenige Siderocyten nachweisbar. In allen drei Fällen bestanden keine Hinweise für eine wesentlich gesteigerte Hämolyse. Bei einer chronischen Myelose betrugen die Siderocyten 7,2‰ bei 14‰ Retikulocyten. Die höchsten Siderocytenwerte von 21,8‰ waren bei einer Myeloblastenleukose zu finden, bei der gleichzeitig eine erheblich gesteigerte Hämolyseneigung bestand (202 ‰Retikulocyten, Bilirubin 1,97 mg%, Hgb. 35%, 2,11 Millionen Erythrocyten). —

Von Interesse für die pathophysiologische Einordnung der Siderocyten sind Versuche, durch Einwirkungen verschiedener Art die Erythropoese im Knochenmark so zu beeinflussen, daß im peripheren Blut siderophile Granula enthaltende rote Blutzellen nachweisbar sind. Von uns mit dieser Frage durchgeführte Untersuchungen betrafen die Einwirkung von Röntgenstrahlen.

Die Wirkungen ionisierender Strahlen auf das Knochenmark wurde von TÖPPNER und DENSTAD untersucht, wobei die Ergebnisse beider Autoren differieren.

Während TÖPPNER auf Grund seiner Untersuchungen am Rattenknochenmark die Erythroblasten für widerstandsfähiger hält als die myeloischen Elemente, kommt Denstad beim Menschen zu dem Schluß, daß die Erythroblasten gegen Röntgenbestrahlung sensibler seien als die jungen granulopoetischen Zellen. Schon $^1/_2$ Stunde nach einer Ganzbestrahlung von 600 bis 1200 r fand Töppner Zeichen eines Kernzerfalls, nach 2 bis 3 Tagen Reifungsstörungen und pathologische Mitosen. Denstad beobachtete eine Mitosehemmung bereits nach 200 r und nach 2000 bis 3000 r eine vollständige Knochenmarksaplasie. Bei den Untersuchungen von Töppner waren die ersten Knochenmarkveränderungen in Form von Kernverklumpung und sogar Kernzerfall schon $^1/_2$ Stunde nach dem Ende der Bestrahlung zu sehen.

Hiraki und Ofuji fanden bei hämatologischen Studien an Fischern, die in der Gegend des Bikini-Atolls den Strahlenwirkungen der Wasserstoffbombe ausgesetzt waren, einen dem Serumeisen parallel verlaufenden Anstieg der Sideroblasten im Knochenmark. Das Siderogramm läßt eine Verschiebung nach rechts erkennen und erweckt damit den Eindruck einer Störung der Knochenmarksaktivität.

Nizet, Lambert, Herve und Bacq haben das Problem der Hämoglobinsynthese unter Strahleneinwirkung in vitro untersucht. Die bei anämisch gemachten Hunden sehr zahlreichen Retikulocyten synthetisieren in vitro auf dem gleichen Wege wie das Knochenmark Hämin und Globin aus markiertem Glykokoll (Nizet und Mitarbeiter). Nach einer Bestrahlung mit 500 r wurde eine gesteigerte Synthese gefunden. Nizet und Mitarbeiter konnten weiterhin beobachten, daß

a) der Faktor, der die Häminsynthese durch die Retikulocyten steigert, wenigstens zum Teil im Plasma vorhanden ist, denn die Häminsynthese durch unbestrahlte Retikulocyten kann durch die Zugabe eines bestrahlten Hundeplasmas erhöht werden, und

b) eine Zunahme der Häminsynthese auch nach einer Bestrahlung heparinisierten Blutes in vitro beobachtet werden kann, wenn dann auch erheblich größere Dosen erforderlich sind (2000 r bis 100000 r).

Morczek berichtete über einen verzögerten Einbau radioaktiven Eisens in das Hämoglobin neugebildeter Erythrocyten. Bei Tierversuchen entwickelte sich erfahrungsgemäß regelmäßig eine Anämie unter einer Bestrahlung, die stets beobachtet werden kann, wenn das Tier lange genug überlebt. An der Anämieentwicklung sind vor allem drei Faktoren beteiligt:

1. Die Unterbrechung der Neubildung junger Erythrocyten im Knochenmark, wie sich aus dem Verschwinden der Retikulocyten aus dem strömenden Blut ergibt,
2. Hämorrhagien unterschiedlicher Ausprägung und
3. ein erhöhter Abbau von bestrahlten Erythrocyten.

In Kenntnis dieser Ergebnisse untersuchten wir die Frage, ob unter einer entsprechend dosierten Röntgenbestrahlung eine Eiseneinbaustörung in das Porphyringerüst mit dem Auftreten von Siderocyten in der Peripherie beobachtet werden kann. In einer ersten Versuchsreihe wurden je 2 ausgewachsene Ratten mit 1800, 1600, 1400 und 1200 r in einer einmaligen Sitzung ganzkörperbestrahlt. In einer zweiten Versuchsreihe wurden an 8 Ratten täglich je 100 r verabreicht.

Tab. 10. Siderocytenzahl in ‰ nach Röntgenbestrahlung (Ganzkörperbestrahlung) von Ratten

Nr.	Dosis in r	vorher	Zeit nach Beginn der Bestrahlung														
			Stunden									Tage					
			1	2	3	4	5	24	48	96	120	6	8	10	12	14	16
1	einmal 1800 r	0	0,8	5	5	—	—	10,3	Exit.	—	—	—	—	—	—	—	—
2	,, ,,	0	0	0	7,2	18,5	21,9	15,3	16,2	Exit.	—	—	—	—	—	—	—
3	,, 1600 r	0	3,8	8	7,6	—	—	23,3	21,3	Exit.	—	—	—	—	—	—	—
4	,, ,,	0	1,0	4	5	—	4,5	11	12	10	Exit.	—	—	—	—	—	—
5	,, 1400 r	0	0	2	3	0	7	6	15	12	17	Exit.	—	—	—	—	—
6	,, ,,	0	0,3	1	4	—	—	6	6	5	8	—	—	Exit.	—	—	—
7	,, 1200 r	0,1	0,4	3	5	4	5	8	4	3	2	—	—	—	7	—	4
8	,, ,,	0	0	0	0	0	—	3	7	—	6	—	—	—	—	3	—
9	täglich 100 r	0	—	—	—	—	—	0	0	0,5	—	4	3,2	2	—	—	3
10	,, ,,	0	—	—	—	—	—	0,9	1	1	—	2	0,9	—	—	0	0
11	,, ,,	0	—	—	—	—	—	0	0	0	0	—	0	0	—	—	—
12	,, ,,	0	—	—	—	—	—	0	1,3	—	2,3	—	3	2,5	—	—	4
13	,, ,,	0	—	—	—	—	—	0,2	1	0,7	2,3	—	3	—	2	—	—
14	,, ,,	0	—	—	—	—	—	0	0	0	1,6	2	2	1	—	1	—
15	,, ,,	0	—	—	—	—	—	0	0	0	0	1	1,5	1,8	1	—	2
16	,, ,,	0	—	—	—	—	—	1,1	—	—	3	2	4	—	—	0	0

Das Verhalten der Siderocyten wurde in den ersten 16 Tagen nach der Bestrahlung, in der ersten Reihe nur bis zu dem meist in den ersten 120 Stunden erfolgenden Exitus der Versuchstiere beobachtet. Die Ergebnisse sind in Tab. 10 dargestellt.

Es ist ersichtlich, daß nach der Bestrahlung Siderocyten in vermehrter Zahl im peripheren Blut nachweisbar sind. Die Vermehrung ist jedoch in den einzelnen Fällen nicht regelmäßig und zum Teil nur wenig ausgeprägt.

Kaplan, Zuelzer und Mouriquand beobachteten in Knochenmarkkulturen, denen Eisen zugesetzt wurde, einen Anstieg der Sideroblasten; ebenso fanden sie bei der Eisenmangelanämie nach der Behandlung mit Eisenpräparaten einen Anstieg der Sideroblasten im Mark. Nach Huber soll es im peripheren Blut auch zum Auftreten von Siderocyten kommen, wenn Menschen große Eisendosen erhalten. So konnte er in einem Fall nach einer über 21 Tage verteilten intravenösen Gabe von insgesamt 2000 mg Eisen einen Anstieg der Siderocyten auf 12‰ erreichen.

Eigene Untersuchungen wurden an zwei etwa 10 kg schweren Hunden durchgeführt, die täglich 200 mg Eisen intravenös (Vitaferri der Firma Weiß & Co., Döbeln) erhielten. Schon nach 5 Tagen konnte ein Anstieg der Siderocyten beobachtet werden (Abb. 13). Aus dem zeitlichen Auftreten nach 5 Tagen ist zu schließen, daß eine Eisenaufnahme mit Auftreten von Granula durch bereits zirkulierende Erythrocyten nach den jeweils recht hoch dosierten Eisengaben nicht anzunehmen ist, daß das Granulaeisen der Siderocyten vielmehr nach Abschluß der Erythropoese liegen bleibt, die unter einem wesentlich erhöhten Eisenangebot steht.

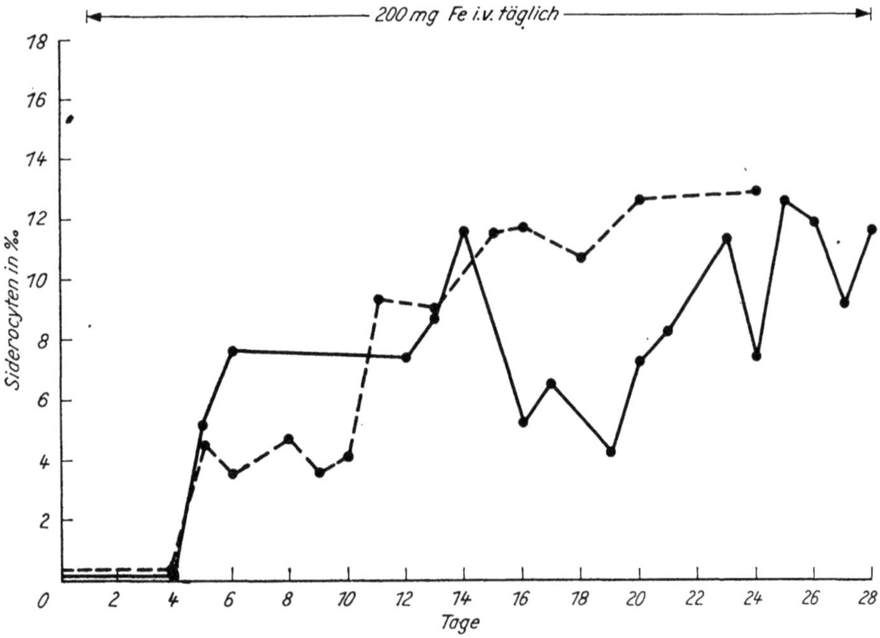

Abb. 13. Siderocyten im peripheren Blut bei intravenöser Eisengabe (täglich 200 mg Fe). Beobachtung an zwei Hunden von je etwa 10 kg Gewicht

4. Die Alterszuordnung der Siderocyten innerhalb der Erythrocytenpopulation

Zum Verständnis der Pathogenese des Auftretens von Siderocyten ist es wichtig zu wissen, ob es sich hierbei um junge oder um alte Erythrocyten handelt oder ob eine Altersbevorzugung nicht vorliegt.

Entscheidende altersbedingte Unterschiede im physiologischen und chemischen Verhalten der Erythrocyten konnten von verschiedenen Autoren nachgewiesen werden. Jung z. B. betrachtet den Methämoglobingehalt einer Blutprobe als Gradmesser für den Anteil alter, abbaureifer roter Blutkörperchen, wobei die am leichtesten hämolysierbaren Zellen den höchsten Methämoglobingehalt zeigen. Dies soll auf einer verminderten Aktivität der Fermente, die Methämoglobin in Hämoglobin zurückführen, in den alten Zellen beruhen.

Stoffwechseluntersuchungen ergaben, daß der Sauerstoffverbrauch jugendlicher Erythrocyten deutlich über dem der gealterten Blutkörperchen liegt. Die O_2-Konsumption steigt dementsprechend mit zunehmender Retikulocytose an.

Es kommt durch diese und zahlreiche weitere Ergebnisse zum Ausdruck, daß der Differenzierungsvorgang, der zur Bildung des reifen Erythrocyten führt, nicht nur morphologisch durch Verlust von Kern und Substantia reticulofilamentosa gekennzeichnet ist, sondern auch durch eine Reihe von Stoffwechselveränderungen, unter denen der Verlust der Atmung als vermutlicher Energiequelle der im Retikulocyten ablaufenden Stoffwechselprozesse von besonderem Interesse erscheint (Rapoport und Gerischer-Mothes).

Bei dem siderophilen Material in den Erythrocyten könnte es sich um Eisen handeln, das entweder beim Hämoglobinaufbau nicht utilisiert werden konnte und gewissermaßen als „Resteisen" liegenblieb oder um Eisen, das im Ablauf der Alterung aus dem Hämoglobinmolekül freigesetzt wird. Die erste Möglichkeit wurde nach Bizzozero vor allem von Grüneberg diskutiert und wird durch zahlreiche spätere Ergebnisse unterstützt, während die Interpretation als Abbau-Eisen, die vor allem von Case vertreten wurde, in den Hintergrund getreten ist. Allerdings wird die Möglichkeit eines intrakorpuskulären Hämoglobinabbaues durch Untersuchungen von Barkan und Walker, Watson und Paine sowie Lemberg und Legge bejaht. Als Verbindungen, aus denen das Eisen abstammen könnte, kämen nach dem jetzigen Wissensstand das Pseudohämoglobin Barkans und das Choleglobin Lembergs in Frage, beides Substanzen, die ihr Eisen leicht abgeben können. Lemberg und Legge waren unter dem Eindruck der Arbeiten von Case geneigt, Beziehungen des Choleglobins zu den Siderocyten anzunehmen.

Marchand, der diese Frage eingehend untersuchte, widersprach jedoch dieser Hypothese. Er fand bei Normalpersonen, bei Patienten mit hämolytischen Anämien und auch nach Milzexstirpation kein Choleglobin im Blut, ebenfalls nicht bei Meerschweinchen, bei denen eine experimentelle hämolytische Anämie erzeugt wurde. Bei Versuchen mit Bleifütterung stiegen die Siderocyten stetig an, während erst nach längerer Zeit kleine Mengen Choleglobin nachweisbar waren. Vorher fand Marchand auch bei relativ hohen Siderocytenzahlen (über 100‰) kein Choleglobin. Beziehungen zwischen dem Choleglobingehalt der Erythrocyten und dem Auftreten siderophiler Granula in den roten Blutzellen sind demzufolge abzulehnen.

Die Ansichten von CASE beruhen auf Versuchen, in denen er im aufbewahrten Blut von Katzen, Hunden und Menschen Siderocyten in großer Zahl nachgewiesen haben will. CASE gibt an, daß niedrige Temperaturen, Kohlenmonoxyd und Glukose die Siderocytenbildung hemmen, während Hitze und hämolysierende Stoffe, wie z. B. Phenylhydrazin beschleunigend auf die Bildung wirken. Auf Grund dieser Ergebnisse nahm CASE an, daß der Siderocyt ein Durchgangsstadium jeder roten Blutzelle ist. Die siderophilen Granula sollen nach diesen Vorstellungen aus der Zelle ausgestoßen werden, wodurch es zu einer Erhöhung des Plasmaeisens kommen soll. Nach der Ausstoßung des Granulums soll die Zelle dann aus der Zirkulation entfernt werden.

Die größte Siderocytenvermehrung in vitro will CASE (nach Angaben von LEMBERG und LEGGE) nach Aufbewahrung von Blut unter Paraffin beobachtet haben. CASE gab an, daß mit dem Auftreten von Siderocyten ein Absinken des Gesamtblutfarbstoffes um 2 bis 7% und ein Anstieg des Nichthämoglobineisens und einer bilirubinähnlichen Verbindung nachzuweisen seien.

Die Hypothese von CASE vom Siderocyten als einem Durchgangsstadium jeder roten Blutzelle vor dem Abbau („a degenerating cell") wird schon durch die stets außerordentlich niedrigen Siderocytennormalwerte bzw. die negativen Befunde im menschlichen Blut sehr in Frage gestellt. Statt dessen müßte je nach der Verweildauer dieser Abbauformen im Blut ein Siderocytenspiegel, etwa entsprechend den Retikulocytenzahlen, gefunden werden.

In zahlreichen eigenen Versuchen wurde die Frage einer eventuellen nachweisbaren Siderocytenbildung aus normalen Erythrocyten durch Aufbewahrung von Blut unter Zusatz von 3,8%igem Natrium citricum untersucht. Bei Beobachtung der Erythrocyten des Menschen, des Meerschweinchens und der Ratte über 72 Stunden wurde in keinem Falle eine Zunahme des Siderocytenausgangswertes festgestellt. Wir kamen zu dem gleichen Ergebnis, wenn in gleicher Weise vorbehandeltes Blut nach dem Ausstreichen mit der Methode von CASE gefärbt wurde. In verschiedenen Fällen konnte eine Zunahme von granulaartigen Gebilden festgestellt werden, die jedoch mit Sicherheit einer stechapfelförmigen Umwandlung der Erythrocyten zuzuordnen sind. Übrigens fand auch TETZNER bei Aufbewahrung von menschlichem Blut in keinem Fall eine Zunahme der Siderocyten.

Es ist durch zahlreiche Untersuchungen bekannt, daß Reticulocyten einen größeren PRICE-JONES-Durchmesser haben als die ausgereiften Erythrocyten. WEICKER fand beim erwachsenen Menschen einen Erythrocytendurchmesser zwischen 7,2 und 7,7 μ, während die Retikulocyten einen Diameter von 8,0 bis 9,0 μ hatten. Ähnliche Werte, nämlich 6,2 bis 6,7 bzw. 7,5 bis 9,0 μ, konnten von WEICKER beim Kaninchen gemessen werden. Wie bereits oben im Zusammenhang mit der Morphologie des Siderocyten erwähnt wurde, fanden wir bei systematischen Untersuchungen des PRICE-JONES-Durchmessers von Siderocyten im Vergleich zu den Erythrocyten des gleichen Ausstrichpräparates, daß die Siderocyten einen größeren Durchmesser aufweisen und sich damit den Retikulocyten gleichsinnig verhalten, so daß man in diesem Verhalten einen Hinweis auf die Jugendlichkeit des Siderocyten sehen muß.

Der Zusammenhang zwischen osmotischer Resistenz und Alter der Erythrocyten ist in der Literatur vielfach erörtert worden. SIMMEL faßt das Ergebnis folgendermaßen zusammen: Das verschiedene Alter der kreisenden Erythrocyten stellt einen, vielleicht sogar den bedeutendsten Koeffizienten von Schwankungen der osmotischen Erythrocytenresistenz dar. Auf Grund der Arbeiten von MORAWITZ und PRATT, BAUER und ASCHNER und SIMMEL sowie SWJATSKAJA haben wir das Recht anzunehmen, daß die osmotische Erythrocytenresistenz mit dem Zellalter abnimmt. Demgegenüber wurde von SCHUSTROFF und WLADOS ein gegenteiliges Verhalten angenommen. Auch STEWART, STEWART, IZZO und YOUNG sowie CRUZ, HAHN, BALE und BALFOUR, die Untersuchungen mit Hilfe radioaktiver Eisenisotope durchführten, geben eine verminderte Resistenz der jungen roten Blutzellen gegenüber hypotonischen Salzlösungen an.

Eigene Untersuchungen gemeinsam mit RICHTER konnten nachweisen, daß junge Erythrocyten eine im Verhältnis zum Durchschnittswert der Gesamtpopulation von roten Blutkörperchen deutlich erhöhte Resistenz gegenüber hypotonischen Kochsalzlösungen haben. Die Untersuchungen wurden an Hunden vorgenommen, die z. T. vorher leicht anämisch gemacht worden waren. Die Markierung der jungen roten Zellelemente erfolgte mit ^{59}Fe, das nach intravenöser Injektion im Rahmen der Erythropoese in das Hämoglobin neu entstehender roter Blutzellen eingebaut wird. Bei einer zeitlich begrenzten Utilisation des zugeführten radioaktiven Eisens für die Erythropoese kann auf diese Weise eine in ihrem Alter ziemlich eng definierte Gruppe der Erythrocytenpopulation als neugebildet gekennzeichnet werden, da eine Aufnahme des Eisenisotops in ausgereifte Erythrocyten praktisch nicht erfolgt.

Die Blutentnahmen zur Bestimmung der osmotischen Resistenz der roten Blutzellen erfolgten in verschiedenen Zeitabständen nach der Markierung. Das Blut wurde unter Heparinzusatz entnommen, zentrifugiert, das Plasma abgetrennt und das Erythrocytensediment in physiologischer Kochsalzlösung gewaschen. Je 0,5 ml der plasmafreien Erythrocytensuspension wurden in die Röhrchen einer osmotischen Resistenzreihe (von 0,60 bis 0,30% NaCl) und in zwei Röhrchen mit Aqua dest. pipettiert.

Nach 75 Minuten wurden die nichthämolysierten Erythrocyten durch scharfes Zentrifugieren abgetrennt, und der Hämoglobingehalt im Hämolysat wurde nach BELL, CHAMBERS und WADELL als Oxy-Hämoglobin spektral-photometrisch gemessen. Gleichzeitig wurde das mit ^{59}Fe markierte Hämoglobin im Hämolysat durch Aktivitätsmessung mit einem Glockenzählrohr bestimmt. Zur Aktivitätsmessung wurden 0,5 ml aus jedem Röhrchen entnommen und auf einem Präparateschälchen mit einem Infrarotstrahler getrocknet. Einflüsse der Selbstabsorption auf die Meßergebnisse wurden erstens durch Kontrolle mit einem Szintillationszähler und zweitens durch Aktivitätsmessung an einer inaktiven Hämolysatreihe, deren Röhrchen jeweils völlig gleiche Aktivitätsmengen zugesetzt wurden, ausgeschlossen.

Die mit beiden Methoden gewonnenen Werte wurden in Beziehung gesetzt zu den entsprechenden Werten im Totalhämolysat. Die Kurvenläufe sind in Abbildung 14, 15 und 16 dargestellt.

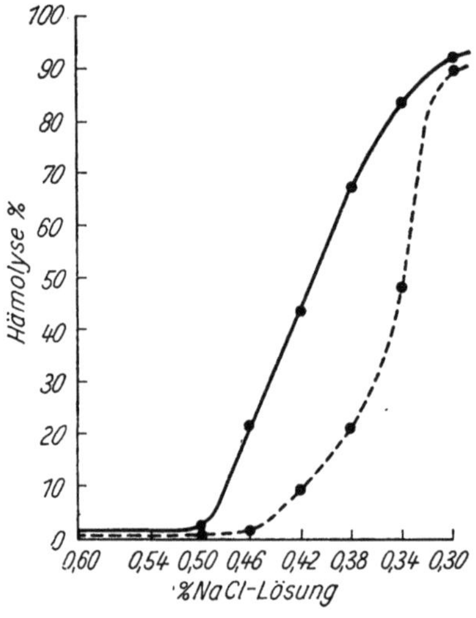

a)

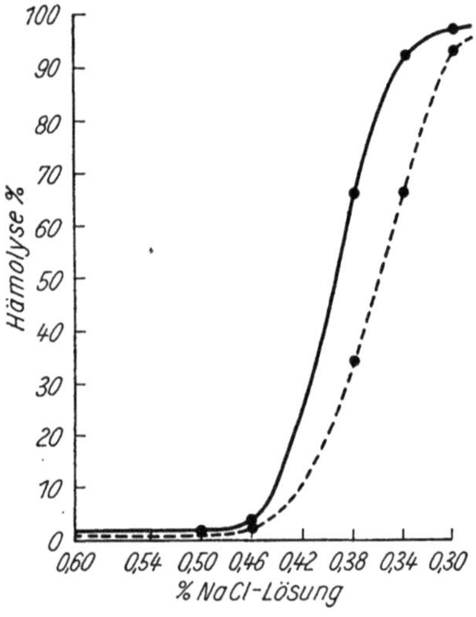

b)

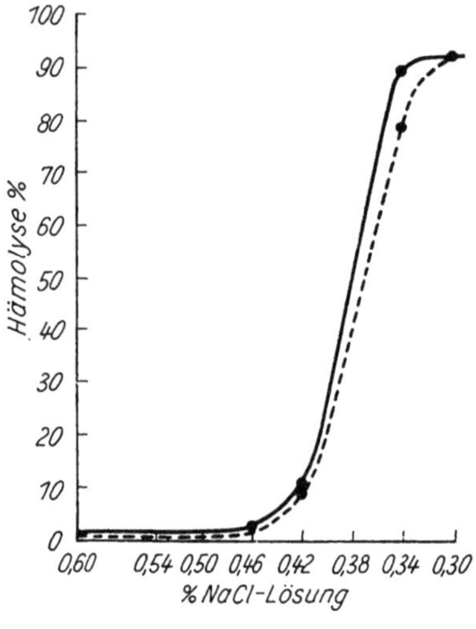

c)

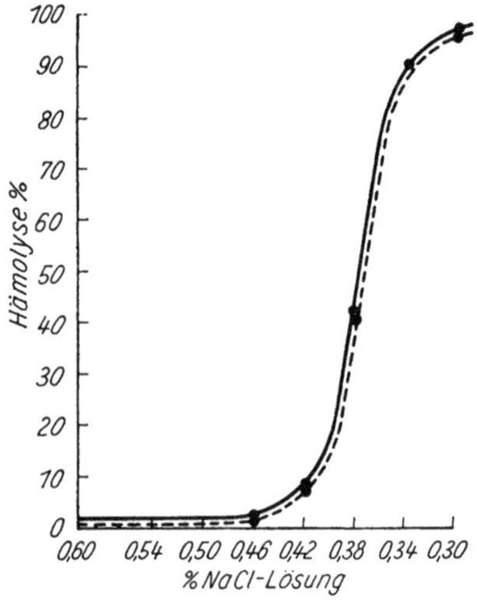

d)

Abb. 14. Kurvenverlauf bei Hund 1 (vorher leicht anämisiert)

Blutentnahmen a) 4
b) 9
c) 25
d) 41 Tage nach der $^{59}FeCl_3$-Injektion.

——————— photometrisch bestimmter Hämolysegrad
– – – – Aktivitätsgehalt im Hämolysat

Beide Werte in Prozent einer Totalhämolyse in Aqua destillata

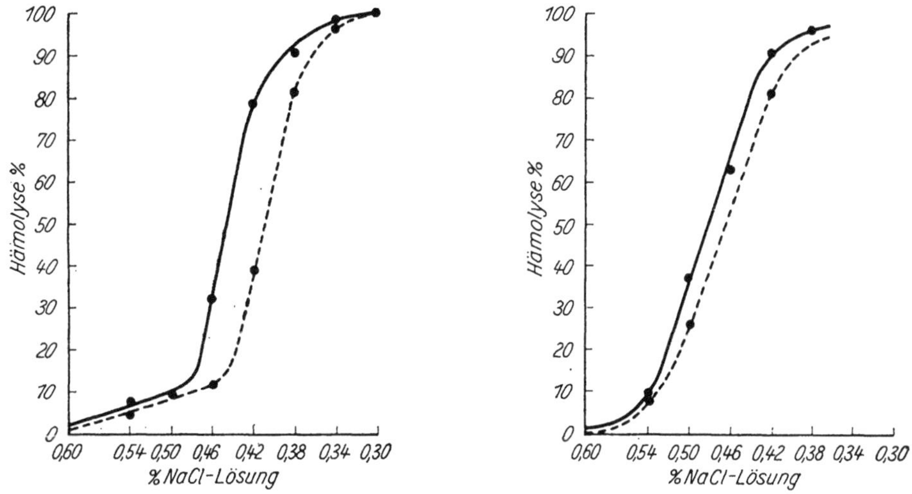

a) b)

Abb. 15. Kurvenverlauf bei Hund 2 (vorher leicht anämisiert)
Blutentnahmen a) 5 und b) 11 Tage nach der $^{59}FeCl_3$-Injektion

——— photometrisch bestimmter Hämolysegrad
– – – – Aktivitätsgehalt im Hämolysat

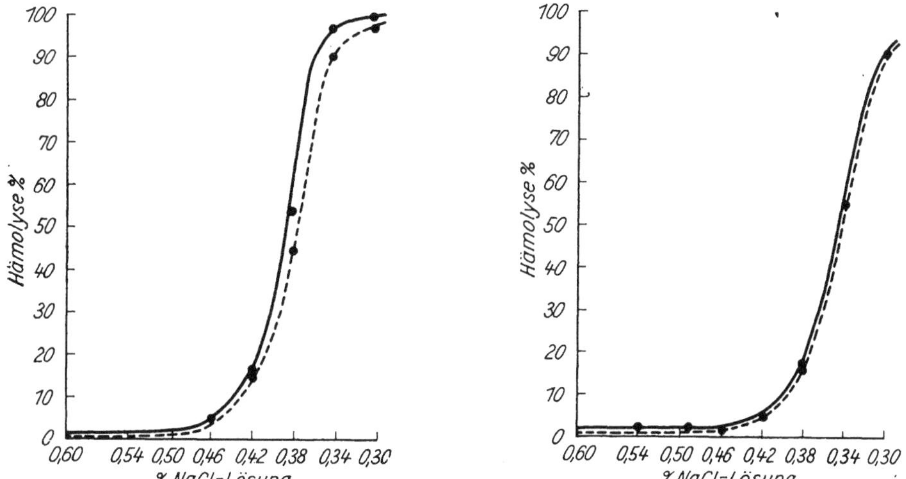

a) b)

Abb. 16. Kurvenverlauf bei Hund 3 (ohne vorherige Anämisierung)
Blutentnahme a) 4 und b) 36 Tage nach der $^{59}FeCl_3$-Injektion

——— photometrisch bestimmter Hämolysegrad
– – – – Aktivitätsgehalt im Hämolysat

Wie aus den graphischen Darstellungen der Ergebnisse hervorgeht, zeigen die markierten und damit in ihrem Alter in engen Grenzen definierten Erythrocyten kurze Zeit nach der Ausschüttung aus dem Knochenmark bei allen drei Versuchstieren übereinstimmend eine durchschnittlich erhöhte Widerstandsfähigkeit gegen die Hämolyse in hypotonischen Kochsalzlösungen. Besonders stark kommt die Abweichung im osmotischen Verhalten der jungen Erythrocyten bei Hund 1 und 2 zum Ausdruck, bei denen durch vorherigen Blutentzug die Eisenutilisation nach der ^{59}Fe-Injektion und die Ausschwemmung neugebildeter Erythrocyten erhöht waren, während bei Hund 3, bei dem eine vorherige Blutabnahme nicht vorgenommen wurde, die Kurvenabstände voneinander nicht so groß sind. Während der Alterung der ausgeschwemmten markierten Erythrocyten tritt eine Annäherung der osmotischen Resistenz an die Durchschnittswerte der Erythrocytenpopulation ein. In unseren Versuchen kann diese Angleichung durch Deckungsgleichheit der Aktivitätskurve und der photometrischen Hämolysekurve bei Hund 1 und 3 nach 41 bzw. 36 Tagen nachgewiesen werden.

Sämtliche Kurvenverläufe wurden durch mehrfache Untersuchungen an aufeinanderfolgenden Tagen kontrolliert und konnten stets in gleicher Weise reproduziert werden.

Wir konnten damit nachweisen, daß der Durchschnittswert der osmotischen Resistenz junger Erythrocyten in jedem Fall höher liegt als der Durchschnittswert aller zirkulierenden Erythrocyten.

Wenn man annehmen darf, daß Siderocyten junge Erythrocyten sind, kann auch eine erhöhte osmotische Resistenz dieser Zellen in einer NaCl-Verdünnungsreihe erwartet werden.

Zur Untersuchung dieser Frage wurde von uns Blut neugeborener Ratten sowie bleivergifteter Meerschweinchen in die Röhrchen einer NaCl-Verdünnungsreihe pipettiert. Nach 45 Minuten langem Stehen wurden die Röhrchen scharf zentrifugiert, und das Sediment wurde nach Aufschwemmung in 0,9%iger Kochsalzlösung auf Objektträger ausgestrichen und in der üblichen Weise nach Fixierung mit Kaliumferrocyanid und Eosinlösung angefärbt. Die Auszählung der Siderocyten erfolgte in Relation zu den erhalten gebliebenen roten Zellelementen. Die Ergebnisse sind in Tabelle 11 sowie in Abbildung 17 und 18 dargestellt.

Als Folge der mechanischen Belastung der roten Zellen durch das Zentrifugieren konnte in allen Fällen eine geringgradige Hämolyse schon in einer 0,63% NaCl-Lösung festgestellt werden.

Die Ergebnisse zeigen, daß die Siderocyten sich hinsichtlich ihrer osmotischen Fragilität wie junge rote Zellelemente verhalten und — soweit es die osmotische Resistenz betrifft — keine Hinweise dafür bestehen, daß die Siderocyten funktionell minderwertig sind, wie dies z. B. von McFadzean und Davis angenommen wurde.

Die Bildung der roten Blutzellen erfolgt beim ausgereiften menschlichen und tierischen Organismus im Knochenmark. Daß in den Normoblasten des Knochenmarkes siderophile Granula vorkommen, wurde 1947 von Davis und Doniach beobachtet. Hinweisend für eine Alterszuordnung der Siderocyten ist das Zahlen-

Tab. 11. Relative Siderocytenzahl im Bodensatz einer osmotischen Resistenzreihe nach Zentrifugation

Nr.	Relative Siderocytenzahl in ‰ bei ein. NaCl-Konz. von				
	0,36%	0,45%	0,54 %	0,63%	0,72%
	A) Im Blut von neugeborenen Ratten				
1	162,6	112,9	109,9	83,2	64,1
2	307,7	198,4	144,4	131,6	98,0
3	162,6	102,1	88,8	69,4	38,3
4	281,0	208,3	182,1	139,8	104,7
5	142,8	127,3	111,2	89,9	67,6
6	142,9	140,8	122,3	107,9	90,9
7	274,7	207,9	163,2	133,3	95,2
8	153,9	81,9	58,5	44,8	42,1
9	85,0	68,8	61,7	54,8	44,9
10	127,0	119,6	100,9	88,1	58,2
11	122,9	69,9	46,9	45,4	32,6
12	97,5	55,7	38,7	32,3	29,4
13	82,3	63,2	42,0	40,6	35,7
14	177,0	92,6	92,5	59,7	46,2
15	81,0	74,0	64,9	41,7	27,0
	B) Im Blut von bleivergifteten Meerschweinchen				
16	62,1	53,8	47,0	38,2	32,6
17	46,5	38,7	26,2	21,9	18,9
18	12,5	11,7	7,4	5,8	4,7
19	103,0	71,9	54,9	49,5	43,3
20	50,6	42,2	25,5	19,6	18,5
21	185,2	132,5	89,7	68,8	—
22	62,3	37,6	19,6	15,4	15,1
23	30,3	25,4	25,2	15,9	14,1
24	57,5	36,2	23,1	19,2	16,5
25	115,9	111,0	100,5	72,7	48,8

verhältnis des Vorkommens von siderophile Granula enthaltenden Zellen im Knochenmark und im peripheren Blut. Alle derartigen Untersuchungen geben übereinstimmend höhere Siderocytenwerte im Knochenmark im Vergleich zum peripheren Blut an. Bilger und Tetzner fanden bei mehr als der Hälfte der von ihnen untersuchten 170 Knochenmarkausstriche Siderocytenwerte unter 5‰. Über 43 Fälle mit Werten über 5‰ Siderocyten im Knochenmark und ihr Verhältnis zum peripheren Blut gibt Abb. 19 Auskunft.

Das Vorkommen von kernhaltigen Zellen mit siderophilen Granula spricht — ebenso wie alle anderen Befunde — gegen die Hypothese von Case. Wenn man schon in Normoblasten siderophiles Material findet und im Mark durchschnittlich höhere Werte als im Blut nachweisbar sind — das Umgekehrte müßte nach

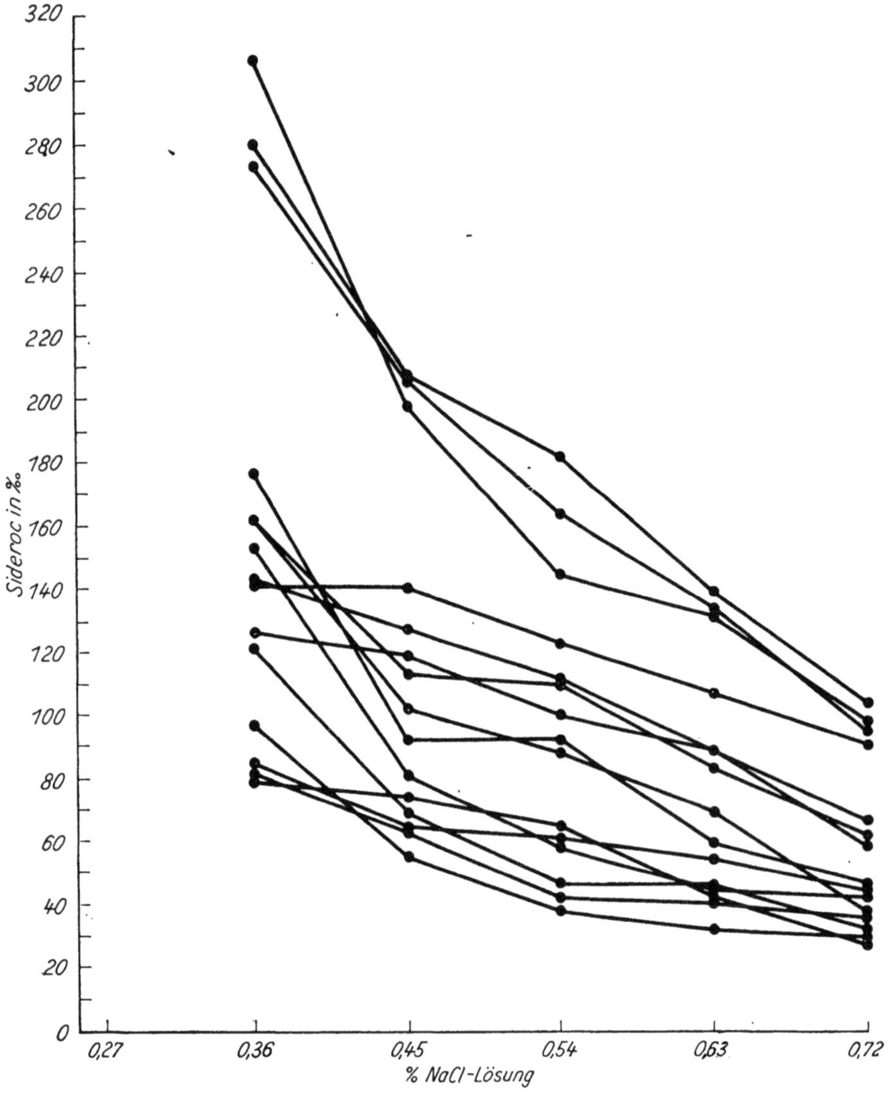

Abb. 17

Relative Siderocytenzahl im Bodensatz einer osmotischen Resistenzreihe nach Zentrifugation. Blut von neugeborenen Ratten

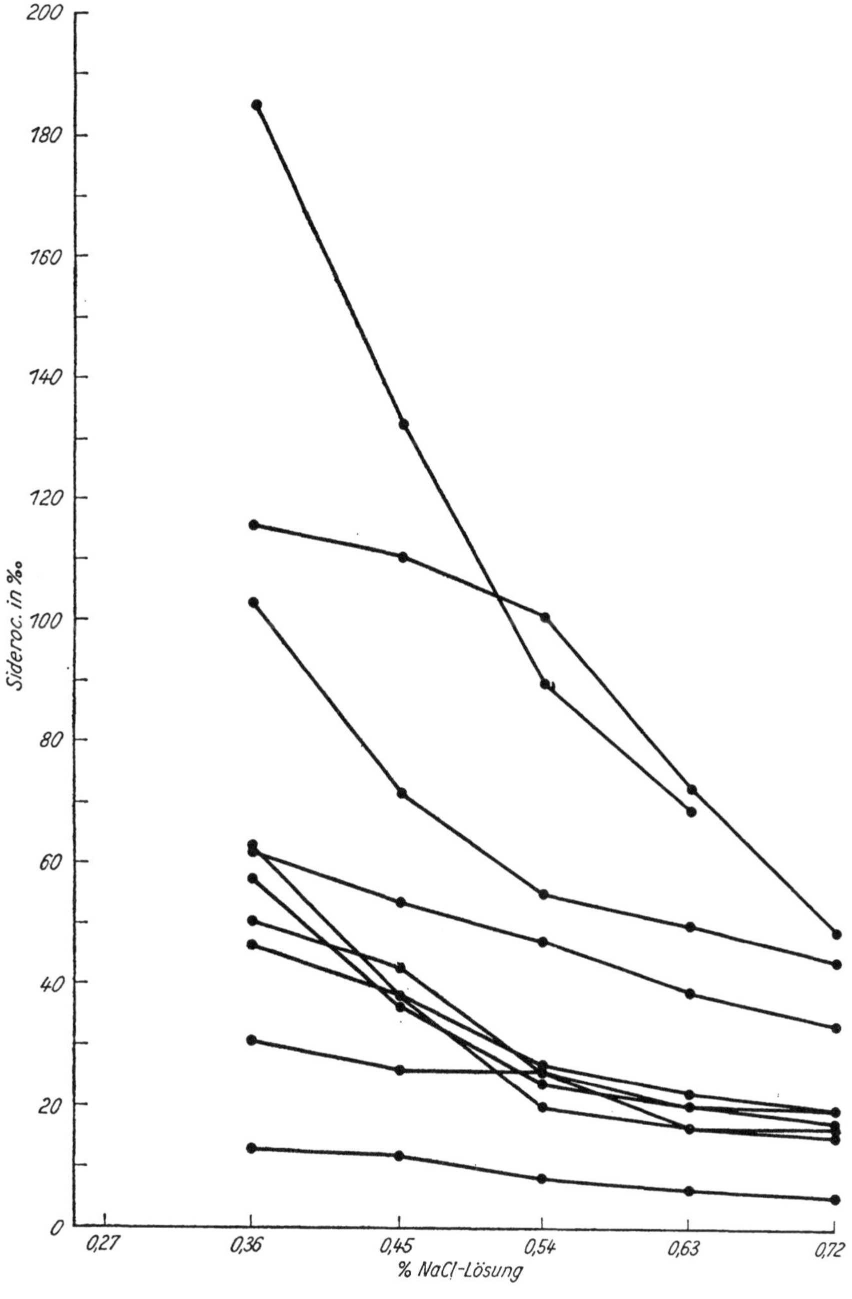

Abb. 18

Relative Siderocytenzahl im Bodensatz einer osmotischen Resistenzreihe nach Zentrifugation. Blut von bleivergifteten Meerschweinchen

Case der Fall sein —, so kann kein Zweifel daran bestehen, daß der Siderocyt in den Blutbildungsstätten und nicht in der Peripherie entsteht.

Jugendliche rote Zellen können als Zeichen der Unreife die Substantia reticulofilamentosa enthalten.

In zahlreichen Untersuchungen wurde nachgewiesen, daß die Vitalgranulierung und die Polychromasie durch ein und dieselbe basophile Grundsubstanz bedingt sind (Kedrowski, Popowa, Trachtenberg, Whitby und Britton). Die ursprünglich von Askanazy vertretene Ansicht, daß die basophilen Zelleinschlüsse Kernreste darstellen, wurde von Voit und Roese mit Hilfe der Nuclealreaktion nach Feulgen widerlegt.

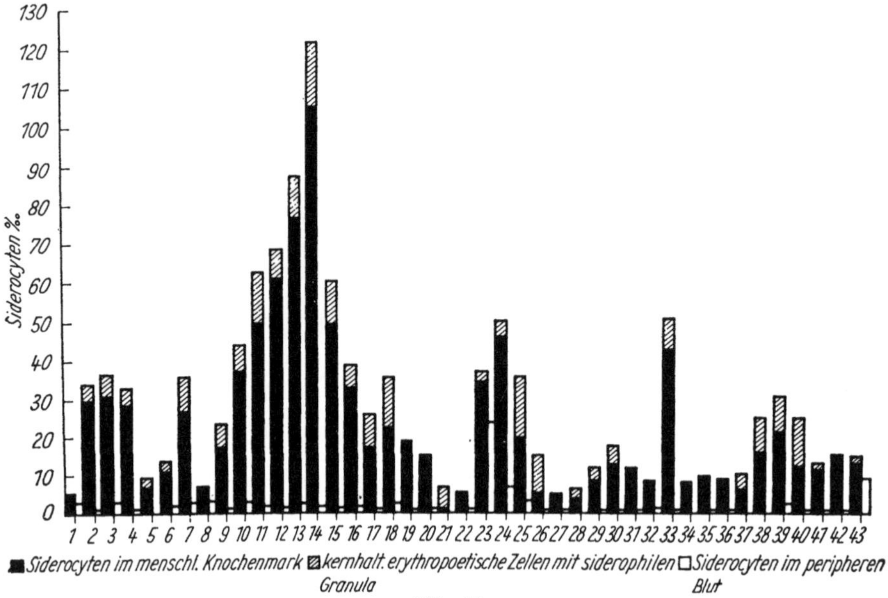

Abb. 19

Die siderophilen Zellen im Knochenmark und in der Peripherie bei 43 Fällen, deren Knochenmark Werte über 5% zeigte (nach Bilger und Tetzner)

1—5 Leukämien
6 Osteomyelosklerose
7 Erythroleukämie
8 Panmyelophthise
9—13 Perniziöse Anämien
14 Leberzirrhose mit Polyzythämie
15 schwere akute Magenblutung
16—18 hämolytische Anämien
19 sekundäre Anämie bei Ekzem
20 Plasmozytom
21—22 Polyglobulien
23—24 Hämochromatosen
25 posthepatitische Leberparenchymschädigung
26 abklingender Infekt
27 Polyneuritis
28—29 Patienten mit unklarem Milztumor
30 abklingender Infekt
31 Leptospirose
32—34 Gastroduodenitis
35 Hypernephrom
36 chronische Nephritis
37 Chromvergiftung
38—39 Osteoporose
40 Polyarthritis
41 ausgedehnte Knochenkarzinose
42 Leberzirrhose
43 Zustand nach Splenektomie

Die vitalfärbbare Substanz entstammt dem Cytoplasma und gehört chemisch zu den Ribosenucleotiden (DUSTIN; LAVES und THOMA). Mikrospektrophotometrische Untersuchungen nach der von CASPERSSON entwickelten Methode ergaben für die polychromatische Substanz der Erythrocyten eine Absorption im Ultraviolettspektrum bei 2600 Å (THORELL), die für Nucleinsäuren als spezifisch gilt. COUTELLE, RAPOPORT und LINDIGKEIT berichteten, daß die Substantia reticulo-filamentosa aus stromafreiem Retikulocytenhämolysat mit Brillantkresylblau ausfällbar ist und daß der Niederschlag in seiner Zusammensetzung einer Ribonucleinsäure entspricht.

Bei gleichzeitigem Nachweis der Substantia reticulo-filamentosa und siderophiler Granula in einer Zelle wäre ein weiterer Hinweis auf die Alterszuordnung gegeben. Die gleichzeitige Darstellung beider Strukturelemente der roten Zellen wurde von DOUGLAS und DACIE versucht. Sie gaben an, daß unter bestimmten Voraussetzungen in einem erheblichen Teil der Reticulocyten siderophile Einschlußkörperchen vorhanden seien.

Eigene Untersuchungen zeigten uns, daß bei gleichzeitiger Anfärbung der basophilen Substanzen und der siderophilen Granula eine sichere Zuordnung der dargestellten Strukturen zu der einen oder anderen Gruppe nicht möglich ist, so daß wir folgendes Vorgehen wählten. Wir entnahmen Blut von neugeborenen Ratten bzw. von Rattenfeten sowie von bleivergifteten Ratten zur Retikulocytenfärbung mit Brillantkresylblau nach HOLBOLL. Es wurden im Ausstrichpräparat Gesichtsfelder aufgesucht, in denen die Erythrocyten bzw. Retikulocyten eine besonders charakteristische Anordnung zeigen, und die Zellen dieser Gesichtsfelder photographisch oder zeichnerisch genau festgehalten und schließlich wurde das Gesichtsfeld mit einem Diamanten eingekreist. Danach erfolgte die Entfärbung in Methylalkohol bei gleichzeitiger Fixierung für die anschließende Berliner-Blaureaktion. Im überfärbten Ausstrich wurde die gleiche Stelle wieder aufgesucht. Im Hinblick auf eine mögliche Identität von Retikulocyten und Siderocyten ergab sich folgendes Bild: Von 368 auf diese Weise beurteilten roten Zellelementen bei Präparaten von neugeborenen Ratten bzw. von Rattenfeten waren 137 Retikulocyten ohne siderophile Granula und 159 Retikulocyten mit siderophilen Granula nachzuweisen. Von den ausgereiften Erythrocyten war nur jede 35. Zelle Träger eines siderophilen Granulums. Bei Ausstrichen von bleivergifteten Ratten waren von 560 untersuchten Zellen 21 Retikulocyten ohne siderophile Granula und 39 Retikulocyten mit siderophilen Granula. Sämtliche 500 Erythrocyten waren granulafrei.

Aus diesen Befunden ist ersichtlich, daß siderophile Granula fast ausschließlich in solchen roten Zellelementen vorkommen, in denen die Substantia reticulo-filamentosa nachweisbar ist*. Daraus ist zu schließen, daß unter der Voraussetzung eines guten Eisenangebotes an die Erythroblasten Beziehungen zwischen Siderocyten und Retikulocyten angenommen werden können, soweit es die Verhältnisse bei neugeborenen Ratten bzw. Rattenfeten und beim Saturnismus betrifft. Im übrigen aber verändern sich die Retikulocytenwerte völlig unabhängig von den

* Die Untersuchungen wurden gemeinsam mit STOBBE durchgeführt.

Siderocytenzahlen. So können die Retikulocyten beim hämolytischen Ikterus nach Splenektomie abfallen, während die Siderocyten ansteigen (Bilger).

Vergleichende Studien der Retikulocytenzahl und der Siderocytenwerte, die von Douglas und Dacie durchgeführt wurden, zeigten, daß in entsprechenden Fällen in retikulocytenreichem Blut mehr Siderocyten nachweisbar sind als in retikulocytenarmem Blut. Im Hinblick darauf, daß eine weitere Hämoglobinsynthese auch in bereits ausgeschwemmten Retikulocyten möglich ist, worauf schon in anderem Zusammenhang hingewiesen wurde, muß auch an die Möglichkeit gedacht werden, daß ein Teil der siderophilen Granula in den Retikulocyten im Ablauf einer weiteren Hämoglobinsynthese für die Bildung von Hämoglobin herangezogen werden könnte. Wir werden auf diese Frage und entsprechende eigene Untersuchungen noch eingehen.

5. Die Chemie der siderophilen Granula

Über die chemische Form des in den siderophilen Granula von Siderocyten und Sideroblasten vorliegenden Eisens führten die Untersuchungen bis heute nicht zu einer Klärung. Hämoglobingebundenes Eisen kann mit Sicherheit ausgeschlossen werden, da dieses eine leichte Demaskierung bzw. Ionisierung nicht zulassen würde. Die Möglichkeit, daß es sich um Hämosiderineisen handelt, wird von Grüneberg sowie von Pappenheimer und Mitarbeiter abgelehnt, nachdem sie grundsätzliche Unterschiede zwischen den siderophilen Granula und dem Hämosiderin feststellten, da die Substanz der Granula z. B. in ungefärbten Präparaten nicht sichtbar ist. Außerdem konnte Hämosiderin niemals innerhalb intakter Erythrocyten nachgewiesen werden (Doniach, Grüneberg und Pearson).

Es wurde auch an das Vorliegen einer Eisenporphyrinverbindung gedacht. Bei Untersuchungen von McFadzean und Davis konnte jedoch keine Fluorescenz festgestellt werden. Versuche, die Granula als Ferritin zu identifizieren, haben ebenfalls zu keinem Ergebnis geführt (Pappenheimer, Thompson, Parker und Smith, McFadzean und Davis). Eine Beziehung des Granulaeisens zu den eisenhaltigen Atmungsfermenten der roten Blutzelle muß als unwahrscheinlich angesehen werden. Case vermutete, daß es sich bei dem Granulaeisen um das sogenannte „leicht abspaltbare" Eisen von Barkan handeln könnte.

Eigene Versuche, siderophile Granula durch Einbringen von Erythrocyten in eine Lösung von $FeCl_3$ zu erzeugen, führten nicht zu einem positiven Ergebnis. Durch entsprechende Kontrolluntersuchungen mit $^{59}FeCl_3$ konnte jedoch festgestellt werden, daß bei Exponierung von Erythrocyten gegenüber einer Fe^{+++}-Lösung eine Aufnahme von Eisen durch die roten Blutkörperchen in geringem Umfang stattfindet. Jandl und Mitarbeiter konnten zeigen, daß bei Verbringen der Erythrocyten in eine salinische $FeCl_3$-Lösung rund 90% des aufgenommenen Eisens an die Membran absorbiert werden. Auch beim Zusammenbringen von gewaschenen Erythrocyten mit transferringebundenem Eisen war eine Erzeugung von siderophilen Granula nicht zu beobachten.

Elektronenmikroskopisch gelingt es ohne Schwierigkeiten, Objekte von einer Größe von nicht mehr als 15 Å sichtbar zu machen und ihre Struktur zu erkennen. Die Elektronenmikroskopie erlaubt auf diese Weise, Beziehungen zwischen Morphologie und Biochemie herzustellen, die sich in einer Größenordnung von etwa 10 Å treffen.

FARRANT hatte 1954 gezeigt, daß bei elektronenmikroskopischer Untersuchung des Ferritins der bis zu 40% des Trockengewichtes des Proteins ausmachende Ferrihydroxydkomplex aus Micellen von ungefähr 55 Å Durchmesser mit Untereinheiten von etwa 27 Å Durchmesser besteht und daß die Micellen im Proteinmolekül gelegen sind. Typisch für die Ferritinstruktur ist nach FARRANT eine vierfache Symmetrie der Micellen, wie sie FARRANT bei einer Vergrößerung von 415000 darstellen konnte (Abbildung 20). Die gleichen Strukturen fand später BESSIS mit seinen Mitarbeitern in Erythroblasten und schloß daraus auf die Ferritinstruktur des den Erythroblasten zur Hämoglobinbildung zugeführten Eisens.

BESSIS und BRETON-GORIUS zeigten elektronenoptisch, wie im Laufe der „Verdauung" von Erythrocyten in Makrophagen bzw. Retikulumzellen Ferritin auftritt. Sie gaben an, daß das Ferritin von den um die Retikulumzellen angeordneten Erythroblasten aufgenommen würde. Sobald das Ferritin den Erythroblasten einverleibt sei, würde es in die Mitochondrien eindringen, wo es zu eisenhaltigen Micellen umgewandelt werden soll. Die Mitochondrien geben nach Beobachtungen von BESSIS die Micellen an das Cytoplasma ab, wo sie an der Hämoglobinsynthese teilnehmen.

Bei gewissen hypochromen Anämien dringt das Eisen zwar in das rote Blutkörperchen bzw. dessen Vorstufe ein, ist aber unfähig, an der Hämoglobinsynthese teilzunehmen. Man beobachtet jetzt im Cytoplasma verstreute Ferritinmoleküle. Dieser Befund konnte besonders beim Saturnismus erhoben werden, bei dem nach den Studien von BESSIS gleichzeitig eine starke Hypochromie und sehr zahlreiche Eisengranula im Cytoplasma der roten Blutzellen nachweisbar sind. Auf die ausgeprägte Hypochromie in den siderophile Granula tragenden Erythrocyten bei Bleivergiftung konnten wir bereits auf Grund eigener Ergebnisse hinweisen.

Nach BESSIS hat das in den Mitochondrien lokalisierte Eisen keine Struktur, die der Ferritinstruktur entspricht. Das Mitochondrieneisen besteht vielmehr aus sehr feinen Granula, die in ihrer Größe an der Auflösungsgrenze der Elektronenoptik liegen.

Eigene elektronenmikroskopische Untersuchungen wurden an Siderocyten von Rattenfeten durchgeführt, bei denen die relative Zahl der siderophile Granula enthaltenden roten Blutzellen sehr hoch war (um 990‰).

Das Blut wurde sofort nach der Entnahme in 1%iger gepufferter Osmiumtetroxyd-Lösung ($p_H = 7,4$) bei 4°C fixiert und danach eine Stunde lang in Tyrode-Lösung gewaschen und mit Alkohol entwässert. Die Einbettung der Blutzellen erfolgte in einem Gemisch von Methyl- und Butylmetacrylat im Verhältnis 1:19. Die Polymerisation wurde in Gegenwart von Benzoylperoxyd als Katalysator bei 70°C durchgeführt. Die Ultradünnschnitte wurden mit Hilfe des LKB Ultramikrotoms (Stockholm) hergestellt. Zur Untersuchung dienten das ELMI-C Gerät des VEB Carl Zeiss, Jena, und das Elmiskop der Firma Siemens, Berlin.

Die von uns durchgeführten elektronenoptischen Studien konnten für das Ferritin typische Strukturen im Bereich der siderophilen Granula in Rattenerythrocyten nicht nachweisen. Das siderophile Granulum wird vielmehr aus kleinen Granula gebildet, die bei der von uns angewandten Vergrößerung keine weitere Struktur erkennen lassen.

Eine Aussage über die chemische Konstitution des Granulaeisens kann somit auf Grund dieser Untersuchungen nicht gemacht werden.

Weiterhin sind vergleichende Untersuchungen des Erythrocytengesamteisens und des hämoglobingebundenen Eisens von Interesse. Da es sich beim Siderocyten zweifellos um eine Zelle mit erhöhtem Gehalt an Nichthämoglobineisen handelt, könnte — falls das Eisen der Granula einen wesentlichen Anteil des Erythrocytengesamteisens ausmacht — eine mehr oder weniger große Differenz zwischen letzterem und dem Hämoglobineisen erwartet werden.

Wir bestimmten das Hämoglobin als Cyanhämoglobin, während das Erythrocytengesamteisen nach WONG erfaßt wurde (Tabelle 12).

Tab. 12. Vergleichende Bestimmung von Erythrocyten-, Gesamt- und hämoglobingebundenem Eisen

Nr.	Siderocytenzahl in ‰	Errechnetes Gesamt-Hgb. auf Grund d. Erythrocytengesamt-Fe g%	Spektralphotometr. bestimmtes Hgb. als Cyan-Hgb. g%
1	105	10,7	9,6
2	41	10,0	10,0
3	131	10,4	10,15
4	87	10,75	10,90
5	118	9,85	9,35
6	78	9,2	8,4
7	43	8,2	8,35

Die gewonnenen Ergebnisse sind nicht einheitlich und erlauben keine eindeutige Aussage. In vier Fällen war zwar das Gesamteisen des roten Blutkörperchens gegenüber dem hämoglobingebundenen Eisenanteil erhöht, dem stehen jedoch die anderen Fälle gegenüber, in denen eine Erhöhung des Gesamteisens nicht festzustellen war.

Wir müssen auf Grund dieser Ergebnisse annehmen, daß das nichthämoglobingebundene Granulaeisen mengenmäßig in außerordentlich geringer Konzentration vorhanden ist und deshalb nicht regelmäßig als Überschuß nachgewiesen werden kann. Die im methodischen Teil dieser Arbeit untersuchte Sensibilitätsgrenze der Berliner-Blaureaktion ist eine Bestätigung dieser Auffassung.

Der Beweis, daß es sich bei der siderophilen Substanz wirklich um Eisen handelt, wurde außer durch die spezifische Berliner-Blaureaktion durch PAPPENHEIMER und Mitarbeiter erbracht. Sie stellten ein Glas mit heparinisiertem Blut eines Splenektomierten in ein starkes elektromagnetisches Feld. Dann sammelten sich die Einschlußkörperchen enthaltenden Zellen in der magnetischen Kontaktlinie an der Seite des Glases, während die granulafreien Erythrocyten sich am Boden des Glases absetzten.

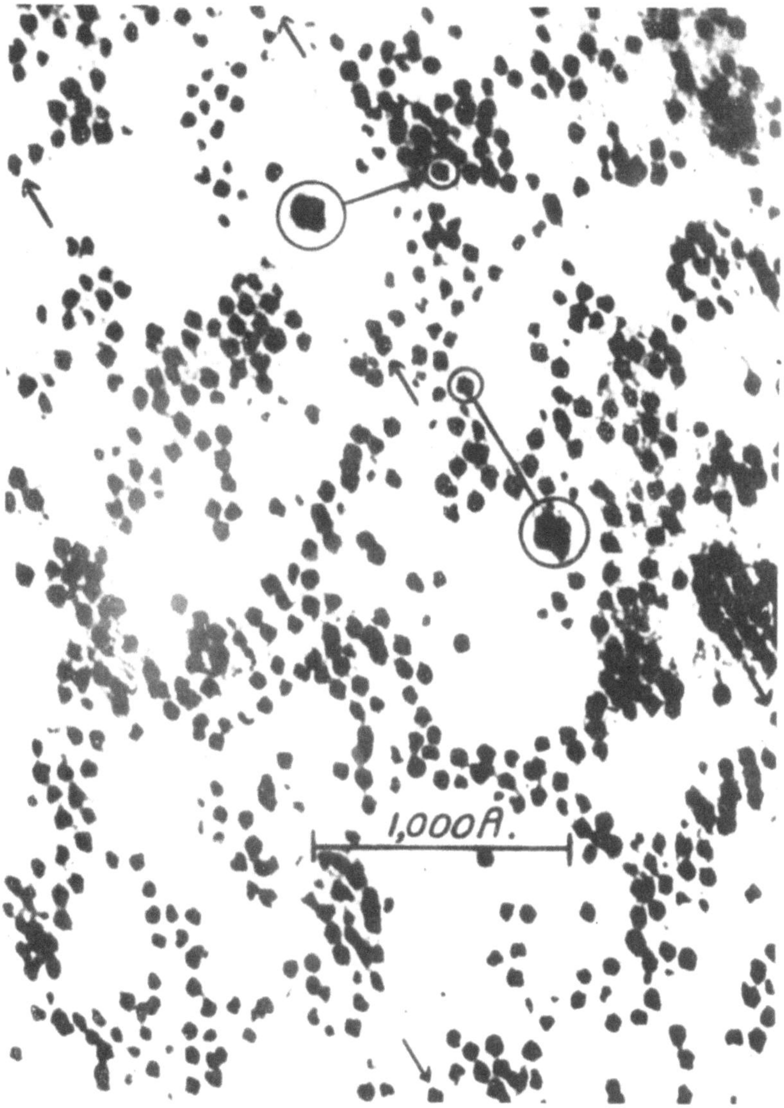

Abb. 20

Ferritinmoleküle mit typischer vierfacher Symmetrie der Micellen
Vergrößerung 415000 × (nach FARRANT)

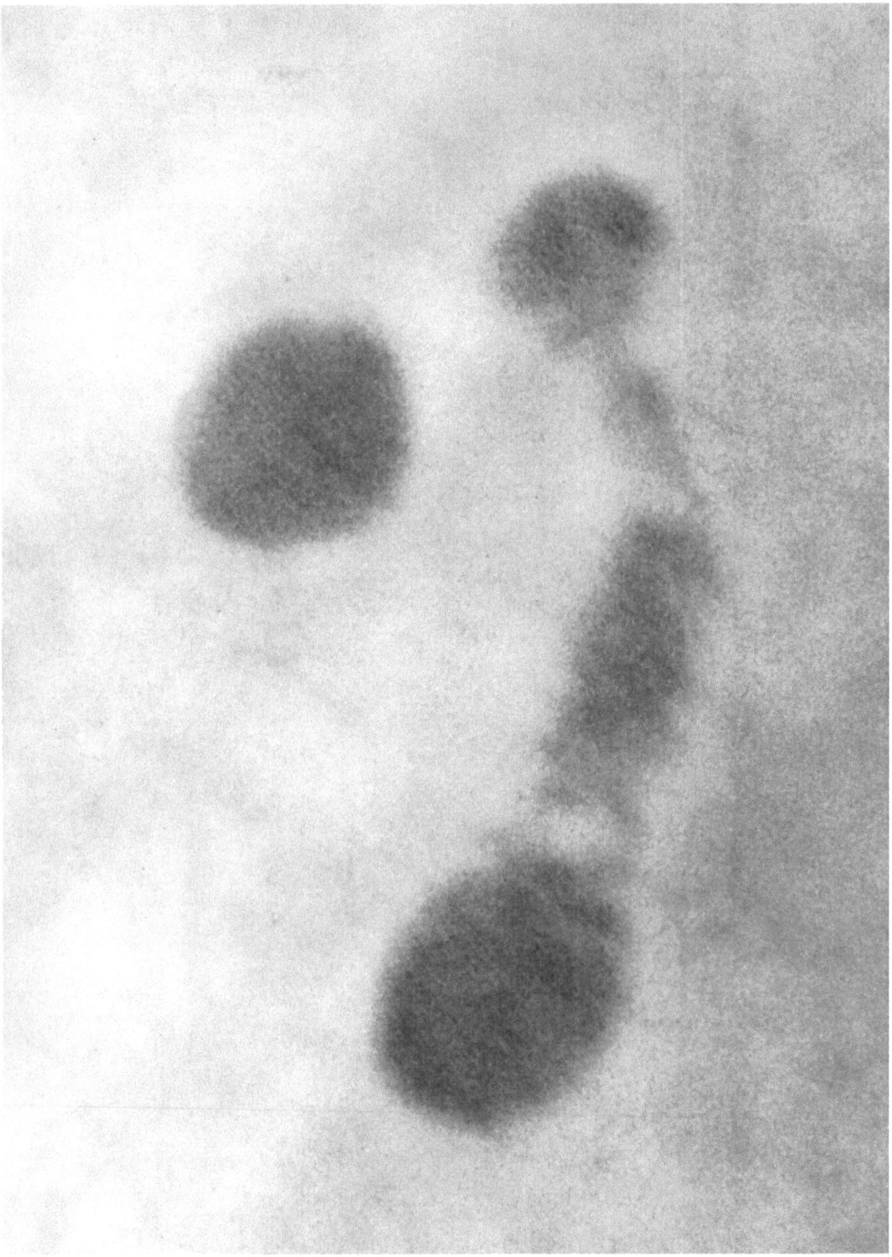

Abb. 21
Siderophile Granula
Vergrößerung 150000×

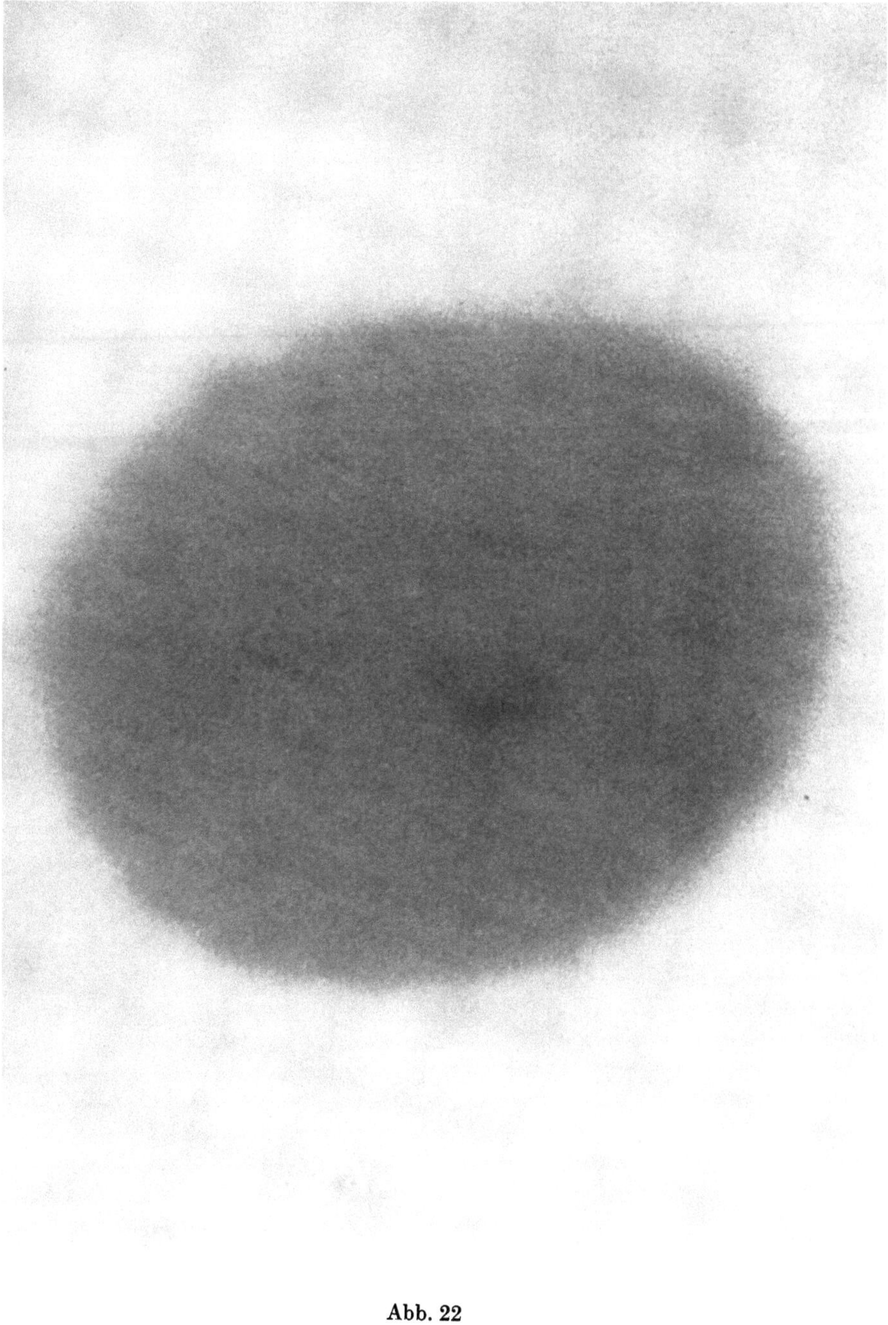

Abb. 22
Siderophiles Granulum
Vergrößerung 300000×

6. Beziehungen der siderophilen Granula zu intraerythrocytären basophilen Substanzen

Pappenheimer, Thompson, Parker und Smith beschrieben im Jahre 1945 zwei Patienten mit einer schweren hämolytischen Anämie und einen Fall von Anämie und Splenomegalie unbekannter Ursache, bei denen nach der Splenektomie basophile, Romanowsky-positive Einschlußkörperchen in den roten Zellen auftraten. Durch photographisch belegten Vergleich einzelner Zellen fanden sie, daß die gleichen Körper eine positive Eisenreaktion geben, wenn zuerst mit Giemsa gefärbt, dann mit Säurealkohol entfärbt und schließlich mit Kaliumferrocyanid und Salzsäure erneut gefärbt wurde.

Die Identität dieser Romanowsky-positiven Körperchen mit siderophilen Granula wurde von Dacie und Doniach bestätigt. Sie zeigten gleichzeitig, daß sich bei den Siderocyten eine basophile Anfärbung durch Methylenblau und Romanowsky-Farbstoff erzielen läßt. Es war mit diesen Untersuchungen jedoch nicht zu entscheiden, ob alle mit der Grünebergschen Methode anfärbbaren Granula basophil sind, was uns sehr unwahrscheinlich erscheint.

Dacie und Doniach fanden außer einer negativen Eisenreaktion bei diffuser basophiler Punktierung eine negative Reaktion in den Howell-Jolly-Körpern. Sie konnten keine Erklärung dafür geben, warum diese Bilder weniger siderophile Granula zeigten als basophile Einschlüsse. So dachten sie z. B. daran, daß der Eisengehalt der negativ reagierenden Granula für die Berliner-Blaureaktion zu gering sein könnte. Möglicherweise handelt es sich jedoch um veränderte Überreste vom Cytoplasma früherer Entwicklungsstufen, wie das für die klassische basophile Punktierung gilt. Die basophile Punktierung wird heute allgemein als Folge einer Störung der Hämoglobinsynthese gedeutet. Während Askanazy die basophile Punktierung als degenerative Veränderung einer sonst normalen Erythrocytenpopulation auffaßte, soll nach Naegeli nur der pathologische Ablauf der Erythropoese zur Bildung basophiler Granula führen. Whitby und Britton betonten den engen Zusammenhang zwischen Retikulocyten, polychromatischen und basophil punktierten Erythrocyten.

Die Annahme einer Verwandtschaft von basophil punktierten Erythrocyten und Siderocyten durch McFadzean und Davis war für Huber Anlaß, direkte Beziehungen zwischen den eisenhaltigen Granula und anderen intraerythrocytären Strukturen zu suchen. Huber kombinierte an Blut- und Knochenmarkpräparaten die Pappenheim-Färbung mit der Berliner-Blaureaktion. Durch die Überfärbung konnte die Identität von basophil punktierten und polychromatischen Erythrocyten einerseits und den Siderocyten andererseits am Beispiel der experimentellen Bleianämie bestätigt werden.

Siderophile Granula sind jedoch zuweilen auch in solchen Erythrocyten nachweisbar, die keine weiteren Strukturen enthalten. Wir möchten als sicher annehmen, daß die siderophilen Granula weder zur Substantia reticulo-filamentosa noch zur basophilen Punktierung obligate Beziehungen haben.

7. Sideroblasten

Nachdem Dacie und Doniach im Jahre 1947 auf die Nachweismöglichkeit von Eisengranula in den Vorstufen der Erythrocyten im Knochenmark hingewiesen hatten, berichteten im gleichen Jahr McFadzean und Davis über Eisengranula sowohl im Blut als auch im Knochenmark unter verschiedenen Bedingungen. Diese Autoren fanden in den Knochenmarknormoblasten stark vermehrt granulatragende Zellen bei Bleivergiftung und bei verschiedenen atypischen Anämien. Bei Gesunden und bei Patienten mit verschiedenen hämatologischen Erkrankungen beobachteten McFadzean und Davis Eisengranula in weniger als 10% der Normoblasten, nur bei erworbenen hämolytischen Anämien und bei Bleivergiftung fanden sie höhere Werte. Sie betrachteten die Anwesenheit der Eisengranula in den Erythrocytenvorstufen als das wahrscheinliche Ergebnis einer Hämoglobinsynthesestörung.

Dacie und White vertraten demgegenüber als erste die Ansicht, daß derartige Granula eine normale Phase in der Eisenutilisation durch die Erythroblasten darstellen könnten. Kaplan, Zuelzer und Mouriquand waren in der Lage, siderophile Granula in einem relativ großen Teil der Normoblasten bei allen untersuchten Gesunden und bei zahlreichen hämatologischen Erkrankungen nachzuweisen. Nach ihren Ergebnissen enthalten 20 bis 90% der Normoblasten siderophile Granula, so daß sie deren Nachweis als einen empfindlichen Indikator für die im Knochenmark zur Verfügung stehende Eisenmenge bezeichneten, da bei Eisenmangelanämien die Zahl der Sideroblasten stark absinkt und die Granula sogar völlig verschwinden können, um nach therapeutischer Eisenzufuhr schnell wieder anzusteigen. Es besteht hierbei eine gewisse Abhängigkeit von der Höhe des Serumeisenspiegels (Kaplan, Zuelzer und Mouriquand, Abb. 23), so daß Morse den Nachweis von weniger als 15% Sideroblasten im Knochenmark als Zeichen des Eisenmangels ansieht.

Die Diskrepanzen in den Ergebnissen von McFadzean und Davis und denen von Kaplan, Zuelzer und Mouriquand scheinen dadurch bedingt zu sein, daß — bei sonst gleicher Methode — McFadzean und Davis nur die relativ größeren Granula bewerten.

Popesco und Bordeiano haben auf die Verminderung der Granula mit steigendem Ausreifungsgrad der Erythrocytenvorstufen hingewiesen, ein Befund, der jedoch von Mouriquand nicht bestätigt werden konnte.

Es ist zu erwähnen, daß im Knochenmark nicht nur die noch kernhaltigen, sondern auch die schon kernlosen roten Zellen in einem relativ hohen Prozentsatz Träger siderophiler Granula sind. Es sind in keinem Fall im peripheren Blut Siderocyten nachweisbar, wenn im Knochenmark keine zu finden sind. Bei verschiedenen Krankheitsbildern (Morbus Biermer, hämolytische Anämien, Leukosen, Polycythämien, Zustand nach Splenektomie, Hämochromatosen) ist eine Siderocytenvermehrung im Knochenmark zu beobachten, ebenso bei chronischer Bleivergiftung (David). Hierbei ist die Störung des Eisenstoffwechsels nicht auf die Normoblasten beschränkt, sondern betrifft auch die Elemente des RES, in welchen sich beim Saturnismus eine Eisenanreicherung findet.

Bilger zählte die Knochenmarkerythroblasten getrennt aus und stellte die Sideroblasten den granulafreien Erythroblasten gegenüber. Dabei zeigte sich, daß

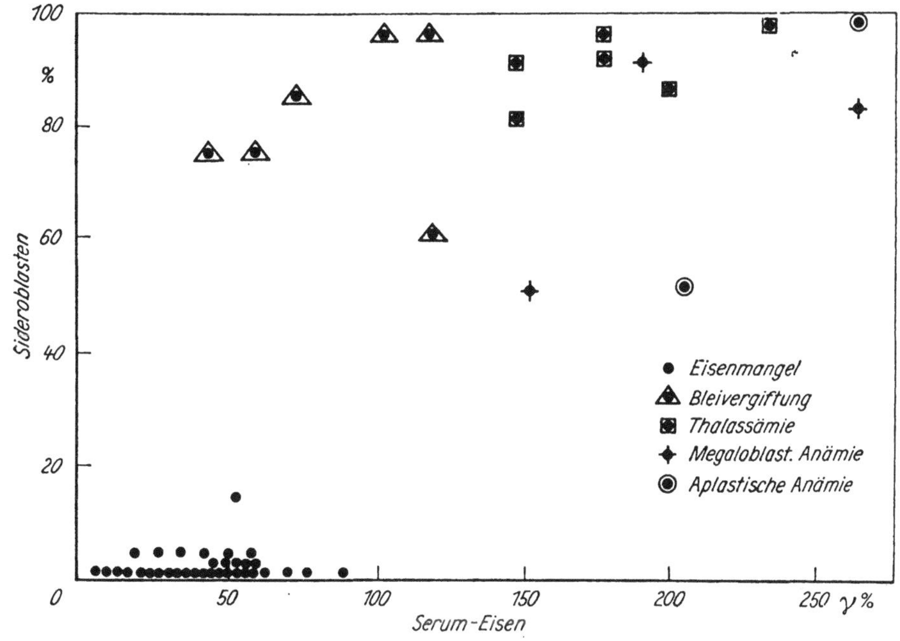

Abb. 23

Korrelation von Sideroblasten und Serumeisen (nach Kaplan, Zuelzer und Mouriquand)

die Erythroblasten viel häufiger Eisengranula enthalten als die Erythrocyten im Knochenmark. Außerdem besteht eine gewisse Korrelation zwischen der Zahl der Sideroblasten und der Höhe des Serumeisenspiegels (Abb. 24), worauf schon hingewiesen wurde. Aus den Ergebnissen von Anagnostu und Bilger geht auch hervor, daß die Siderocytenwerte des Knochenmarkes fast stets beträchtlich höher sind als die im peripheren Blut. Nur in einem Fall konnten sie ein umgekehrtes Verhalten beobachten.

Anagnostu und Bilger fanden bei Vergleich verschiedener Krankheitsbilder folgendes:

1. Die Eisenmangelanämien, die infektiös-toxischen Anämien und die schweren Tumoranämien mit erniedrigten Serumeisenwerten verhalten sich insofern einheitlich, als die Zahl der Sideroblasten und Siderocyten im Knochenmark stark erniedrigt ist.

2. Die hämolytischen Anämien zeigen meist deutlich erhöhte Werte. Auch die Biermerschen Anämien zeichnen sich durch eine Erhöhung aus. Dabei variieren die Sideroblastenwerte stärker als die der Siderocyten.

3. In vielen Fällen verhält sich die Höhe des Sideroblasten- bzw. Siderocytenwertes parallel zur Höhe des Serumeisens. Bei der Eisenmangelanämie scheint die Beziehung des Serumeisenwertes zur Zahl der siderophilen Elemente im Knochenmark linear zu sein. Gelegentlich werden jedoch Fälle beobachtet, bei denen diese

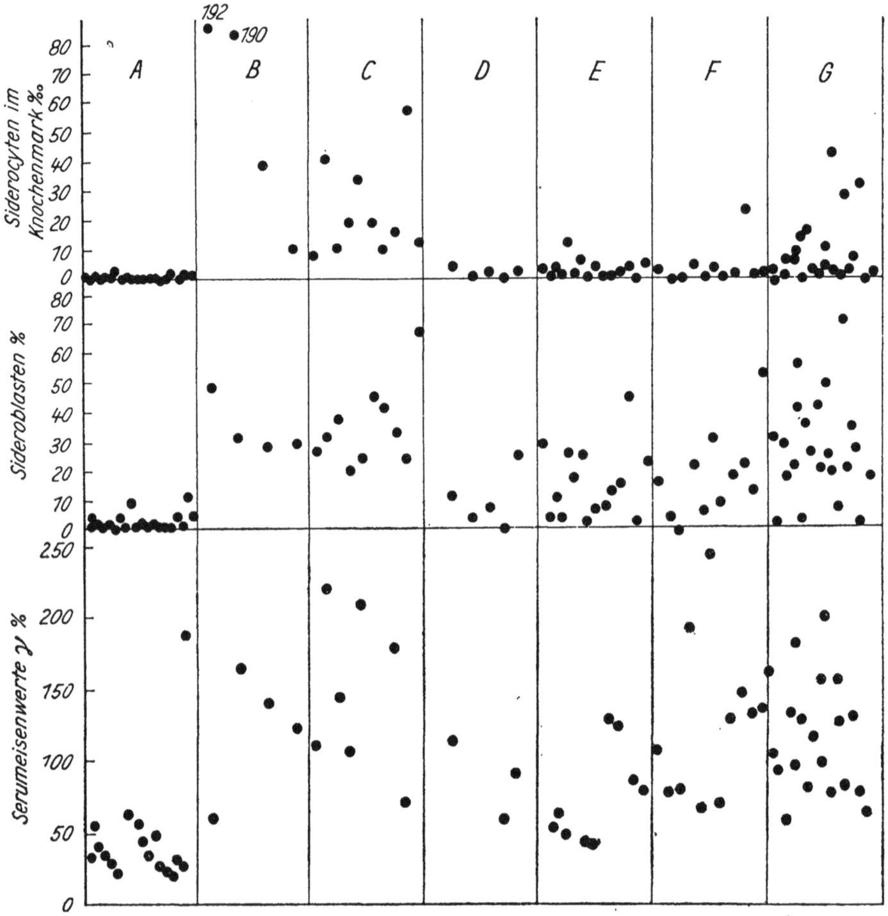

Abb. 24

Sideroblasten- und Siderocytenwerte im Knochenmark und im peripheren Blut und zugehörige Serumeisenwerte (nach BILGER)

A — Eisenmangelanämien, infektiös-toxische Anämien, Tumoranämien

B — Hämolytische Anämien

C — Perniciöse Anämien

D — Polyzythämien

E — Leukämien

F — Aplastische Anämien, Panmyelopathien, Agranulozytosen

G — Patienten mit verschiedenen nicht hämatologischen Erkrankungen von links nach rechts angeordnet:
Cholezystitis, Asthma bronchiale, Lungentuberkulose, chron. Bronchitis, Cushing, Polyneuritis, Mesenterialdrüsentuberkulose, Nephrolithiasis, Ovarialzyste, Cholangitis, Hepatitis, Gesundbefund, Bleiintoxikation, Leberzirrhose

Zellen trotz erhöhtem Serumeisenspiegel nicht vermehrt sind oder bei denen bei erniedrigten Serumeisenwerten die Sideroblasten oder Siderocyten im Knochenmark mehr oder weniger stark erhöht sind. —

Unter der Bezeichnung der „chronisch refraktären Anämie mit sideroblastischem Knochenmark" (Anaemia refractoria sideroblastica) veröffentlichte Björkman 1956 vier normochrome Anämiefälle, die durch besonders hochgradige Eisenanhäufung in den Normoblasten des Knochenmarkes ausgezeichnet waren. Die Fälle gehören in die Gruppe der aplastischen Anämien, denen ein Defekt der Hämoglobinsynthese zugrunde liegt. Bei allen vier Fällen handelte es sich um ältere Männer. Bei drei Patienten war die Anämie ätiologisch unklar und relativ gutartig, der vierte Fall ging später in eine akute Leukämie über, so daß die vorausgegangene Anämie als präleukämische Phase angesehen werden kann. Diese Anämieform darf nicht mit einer Untergruppe der hämolytischen Anämien verwechselt werden, die Estren und Dameshek 1949 abgegrenzt haben. Es handelt sich bei diesem Anämietyp lediglich um hämolytische Anämien mit stärker erhöhten Siderocytenwerten im peripheren Blut.

Bei der mehrfach beschriebenen gewissen Abhängigkeit der Zahl der Knochenmarksideroblasten von der Höhe des Serumeisenspiegels finden sich bei niedrigem Serumeisengehalt nur einige Prozent Erythroblasten mit Eisengranula; bei hohem Serumeisengehalt kann die Zahl der Sideroblasten 60 bis 70% und mehr erreichen. In den von Björkman mitgeteilten Fällen ebenso wie bei später von Heilmeyer, Keiderling, Bilger und Bernauer untersuchten Patienten ist jedoch die Zahl der Sideroblasten noch über diese Werte erhöht. Die Zahl der Sideroblasten überschreitet meist 80% und erreicht 90% und mehr, in manchen Fällen sogar 100%. An der einzelnen Zelle finden sich wesentliche qualitative Unterschiede. Während man in den Erythroblasten normalerweise nur einzelne Granula, nicht selten auch nur ein Granulum findet, ist hier die Zelle stark mit teilweise dicken und klumpigen Eisenkörnchen übersät (Heilmeyer, Keiderling, Bilger und Bernauer). Daraus ergibt sich die Berechtigung, in dieser Erscheinung ein wesentliches Merkmal zu sehen und diese Anämien als besondere Gruppe herauszustellen.

Heilmeyer, Emmrich, Hennemann, Keiderling, Lee, Bilger und Schubothe berichteten über eine ähnliche Anämieform, die sogenannte „Anämia hypochromica sideroachrestica hereditaria", bei der eine auffällige Hypochromie bei zwei Geschwistern mit einer eisenrefraktären, hypersiderämischen Anämie bestanden. Die differentialdiagnostische Abgrenzung gegenüber der in Deutschland sehr seltenen Thalassämie war bei dem Fehlen von Targetzellen sowie aller Hämolysezeichen und bei einer normalen Erythrocytenlebensdauer gut möglich. Außerdem fand sich ein völlig normales Hämoglobin.

Die mit Radioisotopen nachweisbare geringe Eiseneinbauquote sowie die Anhäufung von freiem Eisen im Cytoplasma der kernhaltigen Erythrocyten im Knochenmark legen den Verdacht nahe, daß es sich bei diesen Fällen um Anämieformen handelt, die durch eine Störung des Eiseneinbaues in das Hämoglobinmolekül verursacht sind. Solche Anämieformen hat Heilmeyer schon 1941 auf Grund des eisenrefraktären Verhaltens von hypochromen Anämiefällen erkannt. 1945 bis 1949 haben Cooley, Rundles und Falls sowie Mills und Lucia familiäre hypochrome, eisenrefraktäre Anämiefälle beschrieben, bei denen sie eine Eisenverwertungsstörung vermuteten. HEILMEYER schlägt vor, diese Fälle unter dem Begriff der „Hereditären hypochromen sideroachrestischen Anämie" zusammenzufassen.

Andere Verhältnisse bestehen bei der von BJÖRKMAN mitgeteilten normochromen Anämieform mit Sideroblastenvermehrung im Knochenmark, bei der gleichzeitig eine Zellreifungsstörung im Knochenmark vorliegt. Diese Fälle sind erworben und in den meisten Fällen bei älteren Menschen anzutreffen.

8. Das weitere Schicksal von im Blut zirkulierenden Siderocyten

Besonders bei der Anämia refractoria sideroblastica kommt es zuweilen zu Erhöhungen der peripheren Siderocytenwerte auf der Grundlage einer gestörten Hämoglobinsynthese im Sinne einer Eiseneinbaustörung.

Besonders stark divergieren die Ansichten der verschiedenen Autoren bei der Frage nach dem weiteren Schicksal der im peripheren Blut zirkulierenden Siderocyten.

CROSBY nahm an, daß die Milz in der Lage ist, die siderophilen Granula zu entfernen, ohne die rote Zelle zu zerstören. Dem widerspricht die Tatsache, daß beim Saturnismus die deutlich hypochromen Erythrocyten stets Träger deutlich erkennbarer siderophiler Granula sind. Würde die Milz die Granula entfernen, ohne die Zelle in toto zu eliminieren, so müßten die hypochromen Zellen ohne eisenpositive Granula in größerer Zahl im peripheren Blut nachweisbar sein. MCFADZEAN und DAVIS nahmen auf Grund von Splenektomieversuchen an, daß die Siderocyten als minderwertige Zellelemente durch die Milz abgefangen werden, wodurch es zur Bleianämie käme bzw. diese wesentlich verstärkt würde. Nachdem die Ergebnisse von MCFADZEAN und DAVIS sowohl durch HUBER als auch durch uns nicht bestätigt werden konnten, fehlt für diese Vorstellung jeder Beweis.

Eine andere Möglichkeit wäre, daß die siderophilen Granula bei einer weiteren Hämoglobinsynthese der bereits zirkulierenden Retikulocyten utilisiert würden. Dieser Vorgang würde zeitlich etwa mit der Reifung des Retikulocyten zusammenfallen.

Die ersten Studien über die Retikulocytenreifung wurden von PEPPER im Jahre 1922 durchgeführt. PEPPER beobachtete, daß die Retikulocyten in defibriniertem Blut anämischer Ratten innerhalb von 72 Stunden verschwanden, wenn das Blut in vitro bei 37 °C aufbewahrt wurde. 1925 fand DENECKE im Blut anämischer Hunde eine Reifungszeit von 48 Stunden, HEATH und DALAND (1930) fanden bei Ratten und beim Menschen eine Zeit von 1 bis 4 Tagen. HEATH und DALAND konnten zeigen, daß die jungen Retikulocyten mit einem dichten Retikulum eine längere Reifungszeit haben als ältere, die ein kleineres Netzwerk enthalten. Bei BIERMERschen Anämien hatten die Retikulocyten auf dem Gipfel der Retikulocytenkrise eine längere Reifungszeit als danach. Spätere Untersuchungen von RIDDLE, KOLLER, HEILMEYER und WESTHÄUSER, YOUNG und LAWRENCE führten zu ähnlichen Ergebnissen.

Über die Verhältnisse der Reifung der Erythrocyten im Hinblick auf die siderophilen Granula liegen in der uns bekannten Literatur keine Ergebnisse vor. Es wurden deshalb von uns Untersuchungen unter Einhaltung der für die Untersuchung der Retikulocytenreifung erforderlichen Bedingungen (37 °C, Sterilität) durchgeführt. In 6 Versuchen mit einer Beobachtungszeit von 72 Stunden konnten stets innerhalb der Fehlerbreite der Zählmethode liegende, gleiche Siderocytenwerte festgestellt werden; auch die Zahl der Granula in der einzelnen Zelle veränderte sich nicht. Damit konnte gezeigt werden, daß eine Abnahme der siderophilen Granula durch Reifungsvorgänge innerhalb des Erythrocyten in vitro offenbar nicht erfolgt.

9. Abgrenzung der siderophilen Granula gegenüber anderen Erythrocytenstrukturen

Durch die Entdeckung der Siderocyten wurde die Kenntnis der Erythrocytenstrukturen bzw. der Erythrocyteneinschlußkörperchen bereichert. Eine Abgrenzung der siderophilen Granula gegenüber anderen Strukturen des Erythrocyten bzw. der Membran ergibt sich schon dadurch, daß die Eisengranula nur bei Anwendung der spezifischen Färbemethode, der Berliner-Blaureaktion, zur Darstellung kommen.

Sowohl ätiologisch als auch in der Anfärbung sind die siderophilen Granula völlig different von den sog. HEINZschen Innenkörperchen, die — neben anderen Unterschieden — keine positive Eisenreaktion geben (WEBSTER, WHITBY und BRITTON).

Weiterhin besteht keine Identität mit Hämosiderin, das unter pathologischen Bedingungen in den verschiedensten Zellen des Organismus vermehrt auftreten kann. Hierbei handelt es sich um eine braune, granulierte Substanz, die schon im ungefärbten Präparat sichtbar ist. Hämosiderin konnte jedoch, wie bereits in anderem Zusammenhang erwähnt, im zirkulierenden Blut innerhalb intakter Erythrocyten nicht gefunden werden (GRÜNEBERG).

Bei den HOWELL-JOLLY-Körpern handelt es sich im allgemeinen um 1 bis 2 μ große Gebilde. Sie bestehen aus Chromatinsubstanz und färben sich mit Kernfarbstoffen an. Besonders bei überstürzter Erythrocytenneubildung sowie nach Entfernung oder Atrophie der Milz werden diese Gebilde im Blut beobachtet. DONIACH, GRÜNEBERG und PEARSON untersuchten gesunde, erwachsene Mäuse, deren Blut zahlreiche HOWELL-JOLLY-Körperchen enthielt, wobei siderophile Granula nicht nachgewiesen werden konnten. Siderophile Granula unterscheiden sich von HOWELL-JOLLY-Körperchen durch das Fehlen der Anfärbbarkeit mit Hämatoxylin, durch die negative FEULGENreaktion und durch die positive Eisenreaktion.

Von intraerythrocytären Blutparasiten sind die siderophilen Granula ohne Schwierigkeiten zu differenzieren (McFADZEAN und DAVIS).

III Diskussion und zusammenfassende Besprechung der Ergebnisse

Die Ergebnisse der letzten 20 Jahre und unsere eigenen Untersuchungen brachten grundsätzliche Einblicke in die pathophysiologische Stellung des Siderocyten im Eisenstoffwechsel der roten Zellreihe.

Eine Zusammenfassung aller bisher bekannten Tatsachen erlaubt die Aussage, daß der Siderocyt mit Sicherheit nicht das Zeichen einer Zellalterung mit Abbau des Hämoglobinmoleküls ist, wie es von Case vermutet wurde, sondern daß die von Bizzozero inaugurierte und später von Grüneberg aufgegriffene Vorstellung einer Eiseneinbaustörung in das Molekül des roten Blutfarbstoffes als erwiesen gelten kann. Für diese Ansicht sprechen zahlreiche Ergebnisse:

Wir konnten feststellen, daß der Price-Jones-Durchmesser der Siderocyten bei Bleiintoxikation ebenso vergrößert ist wie der der Retikulocyten. In der osmotischen Resistenzreihe zeigten Siderocyten eine erhöhte osmotische Resistenz gegenüber hypotonischen Lösungen, womit nach den Isotopenstudien von Brüschke und Richter ebenfalls ein Hinweis auf Jugendlichkeit der Erythrocyten mit siderophilen Granula vorliegt.

Vergleichende Zählungen der Siderocyten im Knochenmark ergaben nie niedrigere Zahlen als im peripheren Blut, in einem Drittel der Fälle jedoch zum Teil beträchtlich erhöhte Werte (Bilger und Tetzner). Vor allem aber spricht das Vorkommen von kernhaltigen roten Zellen mit siderophilen Granula gegen die Theorie von Case. Wenn man schon im Normoblasten siderophiles Material finden kann, so gibt es kaum einen Zweifel darüber, daß der Siderocyt in den Blutbildungsstätten und nicht in der Peripherie entsteht.

Das Auftreten des Eisens in Form der siderophilen Granula wird aus den Versuchsergebnissen verschiedener Autoren verständlich. Thorell, Hammarsten und Mitarbeiter konnten feststellen, daß die Hämoglobinsynthese im Stadium des polychromatischen Normoblasten beginnt. Demgegenüber ist die Eisenaufnahme in den unreifsten Erythroblasten am stärksten, die sich im Übergang von der präerythroblastischen zur orthochromatischen Zelle befinden. Es ergibt sich daraus, daß Hämoglobinsynthese und zelluläre Eisenaufnahme nicht parallel verlaufen, sondern daß eine Deponierung von Eisen für die spätere Hämoglobinsynthese stattfindet (Salera und Tamburino).

Einen weiteren Hinweis auf die Alterszugehörigkeit der Siderocyten finden wir in den Ergebnissen der experimentellen Bleiintoxikation. Verschiedene Ergebnisse, wie der Porphyrinreichtum des Knochenmarkes (GROTEPASS, VANNOTTI) sowie die Beachtung der Serumeisenwerte bei der Phenylhydrazinhämolyse im Verlaufe der Bleivergiftung beweisen, daß hier eine Einbaustörung des Eisens in das Hämoglobinmolekül vorliegt, bei der es zum Auftreten von Siderocyten als dem morphologischen Ergebnis einer gestörten Eisenutilisation kommt. Der Nachweis von siderophilen Granula in hypochromen Erythrocyten kann nur so gedeutet werden, daß das Hämoglobindefizit durch eine fehlerhafte bzw. blockierte Hämoglobinsynthese und nicht durch einen Eisenmangel bedingt ist.

Zu ähnlichen Vorstellungen gelangten JANDL, INMAN, SIMMONS und ALLEN, die ebenfalls von einer Blockierung der Inkorporation des Eisens im Hämoglobinmolekül ausgehen, so daß das Nicht-Hämatin-Eisen sich auf den Zellmembranen akkumuliert. Nach ihren Ergebnissen ist die Eisenaufnahme aus dem Serum durch die Zellmembran nicht vom Ausmaß der Hämoglobinsynthese abhängig, sondern vom Grad der Sättigung des eisenbindenden Proteins, während der Übertritt von Eisen durch die Zellmembran in das Zellinnere von der Hämoglobinsynthese, also im Sinne eines „Eisensoges" durch den Bedarf beeinflußt wird. Hierdurch erklärt sich ohne Schwierigkeit das Verbleiben von Eisenresten auf der Erythrocytenmembran bei pathologischen Veränderungen der Hämoglobinsynthese. Die Eisengranula sind demnach bei den Erythrocytenvorstufen als Eisendepot für die Hämoglobinsynthese und bei den reiferen Zellformen als Ausdruck des Zurückbleibens von Eisen, das nicht für die Hämoglobinbildung verwendet wurde, anzusehen.

Die genannten Ergebnisse sind nur bei Annahme der Jugendlichkeit der Siderocyten deutbar, nicht dagegen bei Anerkennung der CASEschen Konzeption. Von uns durchgeführte Untersuchungen über eine eventuell zu beobachtende Siderocytenzunahme in lagerndem Zitratblut, wie sie von CASE angegeben wurde, hatten sowohl bei Anwendung der Berliner-Blaureaktion als auch bei Färbung mit α, α'-Dipyridyl und Kaliumrhodanat stets ein negatives Ergebnis. Es findet sich jedoch bei derartigen Versuchen oft eine Vermehrung der stechapfelförmigen Veränderungen an den roten Blutzellen, die bei oberflächlicher Betrachtung mit siderophilen Granula verwechselt werden könnten.

Problematisch ist bisher die Rolle der Milz in der Pathogenese der Bleianämie. McFADZEAN und DAVIS nahmen auf Grund ihrer Untersuchungen an bleivergifteten unvorbehandelten und an vorher splenektomierten Meerschweinchen an, daß die siderophile Granula tragenden roten Zellen durch die Milz eliminiert würden, da sie offenbar minderwertig seien. Durch diese Entfernung von roten Zellelementen sei ein zusätzlicher anämisierender Effekt bei der Bleivergiftung gegeben. Eigene Untersuchungen konnten diese Auffassung widerlegen und in Übereinstimmung mit den Ergebnissen von CROSBY sicherstellen, daß eine Entfernung von Siderocyten in toto durch die Milz keine entscheidende Rolle zu spielen scheint, da die Bleianämie nach Splenektomie keineswegs geringer, eher stärker ausgeprägt ist als beim Versuchstier, das noch über eine Milz verfügt. Die Untersuchung der osmotischen Resistenz, wie sie von uns durchgeführt wurde, ergab außerdem keinen Hinweis auf eine funktionelle Minderwertigkeit der Siderocyten gegenüber hypotonischen Kochsalzlösungen.

Es bleibt die Frage offen, in welcher Weise die gesunde Milz das Auftreten von Siderocyten im peripheren Blut verhindert bzw. auf einem sehr niedrigen Niveau hält. Crosby nahm an, daß die Milz durch einen nicht näher definierbaren „spezifischen" Mechanismus in der Lage sei, die siderophilen Granula aus den roten Zellen zu entfernen, während andere Autoren (Heilmeyer u. a.) einen humoralen Einfluß der Milz auf das erythropoetische Knochenmark propagieren. Die zu beobachtende Vermehrung von Sideroblasten und Siderocyten im Knochenmark spricht für die letztere Auffassung, während unsere Splenektomieversuche eine sichere Entscheidung für die eine oder andere Deutung nicht zulassen.

Wahrscheinlich erfolgt eine Einwirkung über beide Mechanismen, indem einerseits die Eisenutilisation von seiten der Erythrocytenvorstufen im Knochenmark durch eine humorale Milzeinwirkung verbessert wird und andererseits die Granula einzelner ausgeschwemmter Siderocyten bei Milzpassage in diesem Organ eliminiert werden. Für die Möglichkeit, daß ein Teil des granulären Eisens in den Retikulocyten noch während einer weiteren Hämoglobinsynthese utilisiert wird, besteht auf Grund eigener Bebrütungsversuche an siderocytenreichem Blut kein Hinweis. In diesen Untersuchungen ließ sich niemals eine Abnahme der siderophilen Granula feststellen.

Ungeklärt ist die Frage der Lebensdauer der Siderocyten. Huber nahm auf Grund seiner Ergebnisse bei bleivergifteten Meerschweinchen an, daß die vom Knochenmark in überstürzter Weise produzierten polychromatischen und basophil punktierten Erythrocyten, die zum größten Teil auch Träger siderophiler Granula sind, sehr rasch in der Peripherie abgebaut werden, was schon durch die zahlenmäßige Reduktion der Erythrocyten trotz gesteigerter Regeneration zum Ausdruck kommen soll. Huber stellt zur Diskussion, daß vielleicht gerade jene roten Blutzellen einem schnelleren Abbau verfallen, die intrazelluläre Eisenablagerungen zeigen, während die übrigen basophil punktierten Erythrocyten länger erhalten bleiben und die polychromatischen Erythrocyten ohne Eisenablagerungen sich möglicherweise zu normochromen roten Zellen weiterentwickeln.

Neue Aspekte ergaben sich aus unserer Untersuchung über die Abhängigkeit der Siderocyten- bzw. Sideroblastenzahl im peripheren Blut bei Rattenfeten von ihrem Reifegrad. Schon bei menschlichen Frühgeburten fanden wir einen Hinweis darauf, daß die Siderocytenzahl zunahm, je unreifer (d. h. bei einer Gewichtsbeziehung zum Reifegrad: je leichter) die Feten waren. Eine endgültige Sicherung ist aus diesen Ergebnissen nicht möglich, da nur wenig Untersuchungsgut zur Verfügung stand und die Reifedifferenzen bei den untersuchten Frühgeburten nicht genügend ausgeprägt waren.

Bessere Möglichkeiten bot die Untersuchung dieser Frage an Rattenfeten, bei denen im Beginn der fetalen Entwicklung eine sehr hohe Zahl von siderophile Granula tragenden roten Zellen im Blut nachgewiesen werden konnte (bis fast 1000‰), während mit zunehmender Ausreifung des Feten in utero eine starke Abnahme bis kurz ante partum zu beobachten war. In der Deutung dieser Ergebnisse ist an eine funktionelle Unreife eines die Siderocytenzahl humoral bzw. im

Sinne einer Granulaentfernung (CROSBY) beeinflussenden Milzmechanismus zu denken.

Die Untersuchungen über die chemische Bindung des die siderophilen Granula bildenden Eisens konnten noch keine sichere Klärung bringen. Auf Grund vergleichender Färbungen mit der TURNBULL-Reaktion und der Berliner-Blaureaktion kann gesagt werden, daß es sich um dreiwertiges Eisen handelt. Mit der TURNBULL-Reaktion, die lediglich zweiwertiges Eisen anfärbt, konnte in sehr siderocytenreichen Ausstrichen eine Darstellung von Granula nicht erreicht werden.

Weitere eigene Versuche zeigten, daß eine Eisenaufnahme durch die Erythrocyten nach Exponieren der Zellen in einer salinischen $FeCl_3$-Lösung bzw. in proteingebundenem Fe (Serumeisen) nicht zur Erzeugung von siderophilen Granula führt.

Elektronenmikroskopisch zeigen die Granula in unseren Untersuchungen keine Struktur, die Rückschlüsse auf ihre chemische Konstitution zulassen würde. BESSIS und Mitarbeiter konnten bei Knochenmarkuntersuchungen in Erythrocyten, besonders beim Saturnismus, die von FARRANT für das Ferritin als typisch angegebene Struktur einer vierfachen Symmetrie der Micellen nachweisen. Sie konnten diese Struktur im Laufe der „Verdauung" von Erythrocyten in Makrophagen bzw. Retikulumzellen beobachten, wobei sie weiterhin sahen, daß das Ferritin von den um die Retikulumzellen angeordneten Erythroblasten aufgenommen wird. Sobald das Ferritin in die Erythroblasten einverleibt wird, soll es in die Mitochondrien eindringen, wo es nach Ansicht von BESSIS zu eisenhaltigen „Micellen" umgewandelt wird, um dann im Cytoplasma an der Hämoglobinsynthese teilzunehmen.

Die elektronenmikroskopische Struktur des siderophilen Granulums bei Rattenfeten-Erythrocyten stimmt in unseren Untersuchungen voll mit dem micellaren Eisen in den Mitochondrien in den Bildern von BESSIS überein.

Aus unseren elektronenmikroskopischen Ergebnissen kann nicht ohne weiteres auf die Eisennatur der Granula geschlossen werden. Daß es sich jedoch mit Sicherheit um Eisen handelt, geht aus einer Reihe von Tatsachen hervor:

1. Die Berliner-Blaureaktion muß als eisenspezifisch angesehen werden.

2. Im Knochenmark besteht in vivo und in Kultur eine weitgehende Proportionalität zwischen der Sideroblastenzahl und der Höhe des Serumeisenspiegels. In der Knochenmarkkultur kann eine prompte Zunahme der Sideroblasten beobachtet werden, wenn Eisen vermehrt zugegeben wird. Umgekehrt gilt es als typisch für das Knochenmark bei Eisenmangelanämien, daß siderophile Granula fehlen.

3. BESSIS konnte in Knochenmarkpräparaten bei elektronenmikroskopischer Untersuchung beobachten, wie die Ferritingranula nach „Pinocytose" in den Mitochondrien der Erythroblasten zu uncharakteristischen Micellen umgeformt werden, die wir elektronenmikroskopisch als Bestandteile der siderophilen Granula nachweisen konnten.

Die Tatsache, daß es uns nicht gelang, bei vergleichender Untersuchung des Erythrocytengesamt- und des hämoglobingebundenen Eisens einen Überschuß des ersteren nachzuweisen, kann nicht gegen die Eisennatur der Granula herangezogen werden. Sie spricht vielmehr dafür, daß die Granula von außerordentlich geringen

Eisenmengen gebildet werden und daß die Berliner-Blaureaktion eine sehr große Empfindlichkeit besitzt.

Unter Berücksichtigung der mitgeteilten Tatsachen ergeben sich folgende Vorstellungen über den Mechanismus der Siderocytenbildung:

Das für die Hämoglobinsynthese erforderliche Eisen wird vom Serumtransferrin an spezifische Rezeptoren der Zellmembran von Erythrocytenvorstufen übertragen, wobei direkt-proportionale Beziehungen zwischen dem Sättigungsgrad des eisenbindenden Proteins und der Absorption an der Zellmembran bestehen. Wahrscheinlich wird ein weiterer Anteil von Eisen den erythropoetischen Zellreihen als Ferritin zur Verfügung gestellt, z. B. nach Umwandlung des Hämoglobins zugrunde gegangener Erythrocyten innerhalb von Knochenmarkmakrophagen bzw. Retikulumzellen (Bessis).

Der Übertritt des membranabsorbierten Eisens in das Zellinnere wird vom Bedarf der Zelle für die Hämoglobinsynthese gesteuert, die im Hinblick auf die hierzu notwendige Eisenutilisation mit Hilfe eines zelleigenen Fermentmechanismus verläuft, der die Inkorporation des Eisens in das Porphyringerüst bewirkt und der seinerseits unter dem Einfluß eines humoralen Milzfaktors steht. Bei Splenektomie kommt es durch Wegfall des splenogenen Faktors zu einem Anstieg der Siderocyten im Blut, da die Eisenutilisation partiell gestört ist.

Ähnliche Verhältnisse müssen beim Feten angenommen werden, bei dem die Milzfunktion noch Unreifezeichen aufzuweisen scheint. Das post partum schnell erfolgende Absinken der Siderocytenzahlen im Blut kann nur unter Berücksichtigung der zu dieser Zeit erheblichen Umstellungen im Gesamtverlauf der Erythropoese gesehen werden, auf die in dieser Arbeit umfassend eingegangen wurde.

Ein anderer Angriffspunkt muß bei der Bleivergiftung angenommen werden. In Analogie zu den beschriebenen verschiedenartigen Fermentstörungen beim Saturnismus ist eine direkte Störung des Eiseneinbaues in das Porphyringerüst anzunehmen, wodurch der Sog des Eisens von der Zellmembran in das Zellinnere wegfällt und das Eisen als Membranauflagerung liegenbleibt. Bei hämolytischen Syndromen mit Auftreten von Siderocyten im Blut scheint es durch die extrem gesteigerte Erythropoese zu einem relativen Mangel eines hypothetischen Eiseneinbaufaktors im Knochenmark gekommen sein.

Demgegenüber muß bei den Anämien mit Eisenverwertungsstörung ein primärer Defekt in der Hämoglobinsynthese angenommen werden, ohne daß eine extreme Beanspruchung der Erythropoese vorliegen würde.

Das Auftreten von siderophilen Granula ist eine völlig normale Phase im Hämoglobinstoffwechsel der Erythrocytenvorstufen, das vermehrte Erscheinen von Siderocyten im peripheren Blut jedoch Zeichen einer pathologischen Abweichung.

LITERATUR

ALDER, A., Das Problem der Erythrocytengröße. Klin. Wschr. *17*, 413 (1938).

ANAGNOSTU, E., R. BILGER, Untersuchungen über die siderophilen Einschlußkörperchen in den Erythroblasten und Erythrocyten. 5. Kongreß d. Europ. Gesellsch. f. Hämatologie, Freiburg, 1955. Springer-Verlag, Berlin-Göttingen-Heidelberg 1956, S. 171.

ASKANAZY, M., zit. nach K. ROHR.

AUSTONI, M. E., Autoradiographic studies on iron 59 turnover by erythroid cells in rat bone marrow. Proc. Soc. Exper. Biol. Med. N. Y. *85*, 48 (1954).

BAIER, H., K. H. BÄSSLER, K. LANG, Über Wirkungen von Blei im Intermediärstoffwechsel. Arch. exper. Path. Pharmak., Leipzig Bd. *229*, 495 (1956).

BARKAN, G., Eisenstudien. Über das leicht abspaltbare Bluteisen und sein Verhältnis zum Hämoglobin. Hoppe-Seyler's Zschr. physiol. Chem. *171*, 179 (1927).

BARKAN, G., Eisenstudien. Die Verteilung des leicht abspaltbaren Eisens zwischen Blutkörperchen und Plasma und sein Verhalten unter experimentellen Bedingungen. Hoppe-Seyler's Zschr. physiol. Chem. *171*, 195 (1927).

BARKAN, G., Über säurelösliches Eisen im Blutserum. Klin. Wschr. *6*, 1615 (1927).

BARKAN, G., „Leicht abspaltbares" Bluteisen und Blutfarbstoff. Klin. Wschr. *11*, 1050 (1932).

BARKAN, G., Vereinfachtes Verfahren zur Bestimmung des „leicht abspaltbaren" Bluteisens, besonders des Serum- bzw. Plasmaeisens. Klin. Wschr. *16*, 300 (1937).

BARKAN, G., Blutfarbstoff, Eisen, Gallenfarbstoff. Klin. Wschr. *16*, 1265 (1937).

BARKAN, G., B. S. WALKER, The red blood cell as a source of the iron and bilirubin of the blood plasma. J. Biol. Chem. (Baltimore) *131*, 447 (1939).

BARKAN, G., B. S. WALKER, Determination of serum iron and pseudohemoglobin iron with o-phenanthroline. J. biol. Chem. (Baltimore) *135*, 37 (1940).

BASERGA, A., Sul tempo di maturazione degli eritroblasti. Progr. med. (Napoli) *2*, 363 (1946).

BAUER, J., B. ASCHNER, Studien über die Resistenzbreite der Erythrocyten. Dtsch. Arch. f. klin. Med. *130*, 172 (1919).

BELL, G. H., J. W. CHAMBERS, M. B. R. WADDELL, The routine estimation of haemoglobin as oxy-haemoglobin. Biochem. J. (London). *39*, 60 (1945).

BERMAN, J., Klinische und Labordiagnose der Porphyrie. Čas. lék. česk. *93*, 447 (1954).

BERMAN, J., M. NETOUŠEK, Die Störungen des Eisenmetabolismus bei der porphyrischen Krankheit. 5. Kongr. d. Europ. Gesellsch. f. Hämatologie, Freiburg, 1955. Springer-Verlag, Berlin-Göttingen-Heidelberg 1956, S. 139.

BERTHOLD, H. H., Retikulocytenstudien im Säuglingsalter. Arch. Kinderheilk., (Stuttgart) *136*, 99 (1949).

BESSIS, M., Étude au microscope électronique de la destinée d'une molécule dans l'organisme: La ferritin et le cycle hémoglobinique du fer. Bulletin de l'Académie Nationale de Médecine *23/24*, 429 (1958).
BESSIS, M., J. BRETON-GORIUS, Granules ferrugineux observés au microscope électronique dans les cellules de la moelle osseuse et dans les sidérocytes. C. R. Acad. Sc. *243*, 1235 (1956).
BESSIS, M., J. BRETON-GORIUS, Étude au microscope électronique des granulations ferrugineux des érythrocytes normaux et pathologiques. Anémie hémolytique. Hémoglobinopathie. Saturnisme. Rev. d'Hématol. (Paris) *12*, 43 (1957).
BESSIS, M., J. BRETON-GORIUS, Étude au microscope élektronique du sang et des organes hématopoïétiques dans le saturnisme expérimental. Semaine des Hôp., (Paris), Pathologie et Biologie *4*, 411 (1957).
BESSIS, M., J. BRETON-GORIUS, Le cycle du fer dans l'organisme révélé par le microscope électronique. Semaine des Hôp., (Paris), Pathologie et Biologie *19*, 2173 (1957).
BESSIS, M., J. BRETON-GORIUS, Accumulation de granules ferrugineux dans les mitochondries des érythroblastes. C. R. Acad. Sc. *244*, 2845 (1957).
BILGER, R., Die Siderocyten. In HEILMEYER, L., A. HITTMAIR, Handbuch der ges. Hämatol., München-Berlin-Wien, 1957, Band I, S. 235.
BILGER, R., K. H. TETZNER, Über siderophile Einschlußkörperchen in den Zellen des erythropoetischen Systems. Acta haemat. *9*, 137 (1953).
BIZZOZERO, G., zitiert n. P. EHRLICH, Zur Physiologie und Pathologie der Blutscheiben. Charité-Ann., Berlin *10*, 136 (1885).
BJÖRKMAN, S. E., Chronic refraktory anemia with sideroblastic bone marrow. A study of four cases. Blood *11*, 250 (1956).
BORST, M., H. KÖNIGSDÖRFFER jr., Untersuchungen übcr Porphyrie mit besonderer Berücksichtigung der Porphyria congenita. Leipzig, 1929.
BREU, H., E. E. REIMER, R. SCHNEIDER, Spätuntersuchungen nach Milzentfernung beim Gesunden. Med. Klin. *47*, 1176 (1952).
BRÜSCHKE, G., Bemerkungen zur Pathogenese der Bleianämie. Dtsch. Gesundheitsw. *14*, 1059 (1959).
BRÜSCHKE, G., K. RICHTER, Erythrocytenalterung und osmotische Resistenz. Ztschr. ges. inn. Med. u. Grenzgeb. (Leipzig). *13*, 486 (1958).
BRÜSCHKE, G., G. VOLKHEIMER, Siderophile Einschlußkörperchen der roten Blutzellen als Reifungsindex bei Rattenfeten. Klin. Wschr. *37*, 663 (1959).
CARTWRIGHT, G. E., M. A. LAURITSEN, P. J. JONES, I. M. MERRILL, M. M. WINTROBE, J. Clin. Invest. *25*, 65 (1946).
CASE, R. A. M., Siderocytes in mammalian blood. Nature (London) *152*, 599 (1943).
CASE, R. A. M., A new method of staining non-haematin iron in erythrocytes. J. Physiol. *103*, 14 P. (1944/45).
CASE, R. A. M., Siderocytes in haemolytic diseases: a new index of severity and progress. J. Path. Bact. *57*, 271 (1945).
CASE, R. A. M., V. N. LADAN, M. E. NUTT, Siderocyte levels in normal human beings. Nature, (London) *155*, 270 (1945).
COOLEY, T. B., Severe type of hereditary anemia with elliptocytosis; interesting sequence of splenectomy. Amer. J. Med. Sc. *209*, 561 (1945).
COUTELLE, R., S. RAPOPORT, Chemische Eigenschaften und Färbung der Substantia reticulofilamentosa. 5. Kongr. d. Europ. Gesellschaft f. Hämatologie, 1955. Springer-Verlag, Berlin-Göttingen-Heidelberg, 1956, S. 716.
COUTELLE, R., S. RAPOPORT, R. LINDIGKEIT, Die Substantia reticulo-filamentosa. Naturwissensch. *42*, 127 (1955).

CROSBY, W. H., Hereditary nonspherocytic hemolytic anemia. Blood *5*, 233 (1950).

CROSBY, W. H., Siderocytes and the spleen. Blood *12*, 165 (1957).

CRUZ, W. O., P. F. HAHN, W. F. BALE, W. M. BALFOUR, The effect of age on the susceptibility of the erythrocyte to hypotonic salt solutions. Amer. J. Med. Sc. *202*, 157 (1941).

CRUZ, W. O., F. S. ROBSCHEIT-ROBBINS, Relationship between the spleen and the morphologic picture of blood regeneration. Amer. J. Med. Sc. Vol. *203*, 28 (1942).

DACIE, J. V., The Haemolytic Anaemias. Congenital and acquired. Churchill, London 1954.

DACIE, J. V., I. DONIACH, Basophilic property of iron-containing granules in siderocytes. J. Path. Bact. *59*, 684 (1947).

DACIE, J. V., J. C. WHITE, Erythropoiesis with particular reference to its study by biopsy of human bone marrow: a review. J. Path. Bact. *2*, 1 (1949).

DAMESHEK, W., S. ESTREN, Symposium on specific methods of treatment of hypersplenism. Med. Clin. North America *34*, 1271 (1950).

DAVID, A., Sideroblasts and siderocytes in lead poisoning. Pracovní lek. Praha 1959, 290.

DENECKE, G., Über die Jugendformen der Erythrocyten und ihren Stoffwechsel. Ztschr. ges. inn. Med. u. Grenzgeb. (Leipzig) *36*, 179 (1923).

DENSTAD, T., Die Strahlensensibilität des Knochenmarks. Acta radiol., Stockholm *22*, 347 (1941).

DONIACH, I., H. GRÜNEBERG, J. E. G. PEARSON, The occurence of siderocytes in adult human blood. J. Path. Bact. *55*, 23 (1943).

DOUGLAS, A. S., J. V. DACIE, The incidence and significance of iron-containing granules in human erythrocytes and their precursors. J. Clin. Path. *6*, 307 (1953).

DOWNS, A. W., N. B. EDDY, Amer. J. Physiol. *62*, 242 (1922).

DUSTIN jr., P., Sang *15*, 193 (1942).

ECK, J. I., S. RAYNER, Acta med. Scand. *137*, 417 (1950).

EHRLICH, P., A. LAZARUS, in H. Nothnagel, Spezielle Pathologie und Therapie, Bd. VIII, „Die Anämien". Wien 1901.

EMERSON, C. P., jr., S. C. SHEN, T. H. HAM, W. B. CASTLE, The mechanism of blood destruction in congenital hemolytic jaundice. J. Clin. Invest. *26*, 1180 (1947).

ERIKSEN, L., Lead intoxication. I. The effect of lead on the in vitro biosynthesis of heme and free erythrocyte porphyrine. Scand. J. Clin. Laborat. Invest. *7*, 80 (1955).

ESTREN, S., W. DAMESHEK, Current concepts of hemolytic anemias. Advances Int. Med., N. Y. Vol. III, 45 (1949).

FARRANT, J. L., An electron microscopic study of ferritin. Biochem. Biophys. Acta. (New York). *13*, 569 (1954).

FORSSELL, J., Analysis of case of polcythemia, anemia, and calcified spleen in same patient. Nord. med. *33*, 313 (1947).

FRIEDERICI, L., Der Erythrocyt. Heidelberg-Frankfurt/M. 1958.

FRUHLING, L., S. ROGER, P. JOBARD, L'hématologie normale. Sang *20*, 267 (1949).

GAIRDNER, D., J. MARKS, J. D. ROSCOE, Blood formation in infancy; normal erythropoiesis. Arch. Dis. Childh., London *27*, 214 (1952).

GASSER, C., Die hämolytischen Syndrome im Kindesalter. Stuttgart 1951.

GOLDBERG, A., The enzymic formation of haem by the incorporation of iron into protoporphyrin; importance of ascorbic acid, ergothioneine and glutathione. Brit. J. Haemat. *5*, 150 (1959).

GORDON, A. S., W. KLEINBERG, A study of the relation of the spleen to erythropoiesis and red cell destruction in the guinea pig. Am. J. Physiol. *118*, 757 (1937).

GRAZIANI, G., L. PECORA, L. ROSSI, Ferro serico e saturnismo; il comportamento della transferrina e della protoporfirina libera eritrocitaria nel saturnismo professionale. Folia med. (Napoli) *39*, 217 (1956).

GREENSTEIN, M., C. V. MOORE, J. Clin. Invest. *28*, 505 (1949).
GROTEPASS, W., Zur Kenntnis des im Harn auftretenden Porphyrins bei Bleivergiftung. Hoppe-Seyler's Zschr. physiol. Chem. *205*, 193 (1932).
GRÜNEBERG, H., Siderocytes: a new kind of erythrocytes. Nature *148*, 114 (1941).
GRÜNEBERG, H., Siderocytes in man. Nature *148*, 139 (1941).
GRÜNEBERG, H., Inherited disorders of blood in rodents. Proc. Roy. Soc. Med. London *40*, 191 (1947).
GRÜNEBERG, H., zit. nach MUNDSCHENK, A.
HAMMARSTEN, E., B. THORELL, S. ÅQUIST, N. ELIASSON, L. ÅKERMAN, Studies on the hemoglobin formation during regenerative erythropoiesis. Exp. Cell. Res. *5*, 404 (1953).
HEATH, C. W., G. A. DALAND, The life of reticulocytes. Experiments on their maturation. Arch. Int. Med. *46*, 533 (1930).
HEILMEYER, L., Physiologische Beziehungen zwischen Milz und Knochenmark. Klin. Wschr. *33*, 689 (1955).
HEILMEYER, L., H. BEGEMANN, Blut und Blutkrankheiten in: Handbuch d. Inneren Medizin. Springer-Verlag, Berlin-Göttingen-Heidelberg 1951, S. 79ff.
HEILMEYER, L., J. EMMRICH, H. H. HENNEMANN, W. KEIDERLING, M. LEE, R. BILGER, H. SCHUBOTHE, Über eine chronische hypochrome Anämie bei zwei Geschwistern auf der Grundlage einer Eisenverwertungsstörung (Anaemia hypochromica sideroachrestica hereditaria). Folia haematol. (1957).
HEILMEYER, L., J. EMMRICH, H. H. HENNEMANN, H. SCHUBOTHE, W. KEIDERLING, M. H. LEE, R. BILGER, W. BERNAUER, Über eine neuartige hypochrome Anämie bei zwei Geschwistern auf der Grundlage einer Eisenverwertungsstörung: Anaemia sideroachrestica hereditaria. Schweiz. med. Wschr. *87*, 1237 (1957).
HEILMEYER, L., W. KEIDERLING, R. BILGER, H. BERNAUER, Über chronische refraktäre Anämien mit sideroblastischem Knochenmark (Anaemia refractoria sideroblastica). Folia haematol. (1957).
HEILMEYER, L., K. PLÖTNER, Das Serumeisen und die Eisenmangelkrankheit. Jena 1937.
HEILMEYER, L., R. WESTHÄUSER, Reifungsstudien an überlebenden Retikulocyten in vitro und ihre Bedeutung für die Schätzung der täglichen Hämoglobinproduktion in vivo. Ztschr. klin. Med. *121*, 361 (1932).
HILL, R., Proc. Roy. Soc., London, Biol. Sc. Ab. 3250, *107*, 205 (1930); Biochem. J., London und Cambr. *19*, 341 (1925), zitiert nach HEILMEYER, L., K. PLÖTNER.
HIRAKI, K., T. OFUJI, Maladie des radiations. Études hématologiques utilisant la culture de tissus de moelle osseuse. Sang *28*, 861 (1957).
HIRSCHFELD, H., Über die Funktionen der Milz. Dtsch. Med. Wschr. *41*, 1099 (1915); *41*, 1129 (1915).
HUBER, B., Ein Beitrag zum Vorkommen und zur Genese der Siderocyten. Diss. Freiburg/Br. 1954.
HUFF, R. L., T. G. HENNESSY, R. E. AUSTIN, J. F. GARCIA, B. M. ROBERTS, J. H. LAWRENCE, Plasma and red cell iron turnover in normal subjects and in patients having various hematopoietic disorders. J. Clin. Invest. *29*, 1041 (1950).
ISTOMANOWA, T., A. MJASSNIKOW, A. SWJATSKAJA, Experimentelle Untersuchungen über Erythropoese. III. Über den Einfluß der Milz auf den Verlauf experimenteller Anämien. Zschr. exper. Path. *52*, 160 (1926).
JANDL, J. H., J. K. INMAN, R. L. SIMMONS, D. W. ALLEN, J. Clin. Invest. *38*, 161 (1959).
JONXIS, SMITH, zitiert nach SEELEMANN, K.
JUNG, F., Alter, hämolytische Resistenz und Methämoglobingehalt der Erythrocyten. Dtsch. Arch. f. klin. Med. *195*, 454 (1949).

Jung, F., Zur Feinstruktur der roten Blutzelle. Fol. haematol. *73*, 401 (1956).
Kaplan, E., W. W. Zuelzer, C. Mouriquand, Sideroblasts: A study of stainable non-hemoglobin iron in marrow normoblasts. Blood *9*, 203 (1954).
Kedrowski, B. W., Zschr. Zellforsch. *22*, 399 (1935); Fortschr. gegenwärt. Biol. (russ.) *34*, 1 (1952).
Klima, R., H. Seyfried, Zur Pathologie und Therapie der Bleianämie. Fol. haematol. *57*, 283 (1937).
Koller, F., Die Erythropoese bei der perniciösen Anämie mit besonderer Berücksichtigung der quantitativen Verhältnisse. Dtsch. Arch. klin. Med. *184*, 568 (1939).
Koszewski, B. J., Zur Methodik des Hämosiderinnachweises in Blut- und Knochenmarkausstrichen. Klin. Wschr. *30*, 926 (1952).
Kruh, Borsook, J. Biol. Chem. *196*, 669 (1952).
Lajtha, L. G., Uptake of Fe^{59} by nucleated red cells in vitro. Brit. J. Haemat. *1*, 55 (1955).
Lauda, E., Das Problem der Milzhämolyse. Erg. inn. Med. *34*, 1 (1928).
Lauda, E., Zur Frage der inneren Sekretion der Milz. Wien. klin. Wschr. *45*, 989 (1932).
Lauda, E., Über die Bedeutung der Milz für die Blutkrankheiten. Klin. Wschr. *16*, 977 (1937).
Lauda, E., E. Flaum, Zur Frage der innersekretorischen Funktion der Milz. Wien. klin. Wschr. *43*, 1105 (1930).
Laufberger, V., Sur la cristallisation de la ferritine. Bull. Soc. chim. biol., Paris *19*, 1575 (1937).
Laufberger, V., persönl. Mitteilung.
Laurell, C. B., Studies on the transportation and metabolism of iron in the body. Acta med. Scand. *14*, 1 (Suppl. 46) (1947).
Laves, W., K. Thoma, zit. n. Heilmeyer, L.
Lemberg, R., J. W. Legge, Hematin compounds and bile pigments. New York, 1949.
Lintzel, zit. n. Heilmeyer, L., K. Plötner.
London, I. M., D. Shemin, D. Rittenberg, Synthesis of heme in vitro by the immature non-nucleated mammalian erythrocyte. J. Biol. Chem. *183*, 749 (1950).
Macallum, A. B., Quart. J. Microsc. Sc. (London) *38*, 175 (1896).
Marchand, R., Untersuchungen über das Choleglobin. Diss. Freiburg/Brg. 1953.
McFadzean, A. J. S., L. J. Davis, Iron staining erythrocyte inclusions with especial reference to acquired hemolytic anaemia. Glasgow Med. J. *28*, 237 (1947).
McFadzean, A. J. S., L. J. Davis, On the nature and significance of stippling in lead poisoning, with reference to the effect of splenectomy. Quart. J. Med. *18*, 57 (1949).
Miller, L. L., P. F. Hahn, The appearance of radioactive iron as hemoglobin in the red cell. J. Biol. Chem. *134*, 585 (1940).
Mills, H., S. P. Lucia, Blood *4*, 891 (1949).
Morawitz, P., Zur Differentialdiagnose und Behandlung splenomegaler Zustände. Klin. Wschr. *7*, 731 (1928).
Morawitz, P., J. Pratt, Einige Beobachtungen bei experimentellen Anämien. Münch. med. Wschr. *55*, 1817 (1908).
Morczek, A., persönl. Mitteilung.
Moretti, G., P. H. Castets, J. Kermarec, De l'hypersplénisme; critique et recherches expérimentales. Presse méd. (Paris) *61*, 1620 (1953).
Morse, W. I., Stainable ferric iron particles in erythroid marrow cells and erythrocytes. Canad. Med. Ass. J. *72*, 418 (1955).
Mouriquand, C., Le sidéroblaste. Revue hémat., Paris *13*, 79 (1958).
Mundschenk, A., Ein Beitrag zur Frage der Siderocyten. Diss. Heidelberg 1951.
Naegeli, O., Blutkrankheiten und Blutdiagnostik. Berlin 1931.

Nizet, A., A. Herve, Augmentation de la synthese de l'hémoglobine in vitro par les reticulocytes après irradiation. Radiobiology Symposium Liège 1954. London, 1955, S. 194.
Nizet, A., S. Lambert, A. Herve, Z. M. Bacq, Influence de l'irradiation préalable sur la synthèse de l'hémine par les hématies jeunes „in vitro". Arch. internat. physiol. *62*, 129 (1954).
Pappenheimer, A. M., W. P. Thompson, D. D. Parker, K. E. Smith, Anemia associated with unidentified erythrocytic inclusions after splenectomy. Quart. J. Med. *14*, 75 (1945).
Paton, D. N., G. L. Gulland, J. S. Fowler, The relationship of the spleen to the formation of the blood corpuscles. J. Physiol. *28*, 83 (1902).
Pepper, O. H. P., Observations on vitally stainable reticulation and chromatic granules in erythrocytes preserved in vitro. Arch. Int. Med. Chicago *30*, 801 (1922).
Popesco, Bordeiano, Étude histochimique du fer dans le sang périphérique et dans la moelle osseuse. Sang *28*, 95 (1957).
Popowa, N. W., Biolog. Ztschr. (russ.) *4*, 1087 (1935), zitiert nach Friederici.
Price-Jones, C., Red blood cell diameters. Oxford Medical Public. London 1933.
Proescher, F., A. S. Arkush, J. Laborat. Clin. Med. St. Louis *13*, 807 (1928).
Rapoport, S., W. Gerischer-Mothes, Biochemische Vorgänge bei der Erythrocytenreifung: Über einen Hemmstoff des Succinatoxydase-Systems in Retikulocyten. Hoppe-Seyler's Zschr. physiol. Chem. *302*, 167 (1955).
Rapoport, S., E. C. G. Hofmann, Untersuchungen über den Atmungsstoffwechsel von Retikulocyten. Biochem. Zschr. *326*, 493 (1955).
Richterich, R., Enzymopathologie. Berlin-Göttingen-Heidelberg, 1958.
Riddle, M. C., Pernicious anemia. Blood regeneration during early remission. Arch. Int. Med., Chicago *46*, 417 (1930).
Roese, G., Über den Einfluß der Milzexstirpation auf das rote Blutbild. Zschr. klin. Med. *102*, 454 (1926).
Rohr, K., Das menschliche Knochenmark. Stuttgart 1949.
Roulet, F., Methoden der pathologischen Histologie. Wien 1948.
Rundles, R. W., H. F. Falls, Hereditary (? sex-linked) anemia. Amer. J. Med. Sc. *211*, 641 (1946).
Salera, U., G. Tamburino, Il metabolismo del ferro nei suoi rapporti con la eritropoiesi fisiologica. Haematologica, Pavia *30*, 715 (1955).
Salera, U., G. Tamburino, Beurteilung der Reifung und Teilung der erythropoetischen Zellen mit Hilfe eines radioaktiven Eisens. 5. Kongr. d. Europ. Gesellsch. f. Hämatologie 1955. Springer-Verlag, Berlin-Göttingen-Heidelberg 1956, S. 158.
Schapiro, Dreyfus, Kruh, zit. n. Schilling, V., Fol. haematol. *73*, 349 (1956).
Schulten, H., Lehrbuch der klinischen Hämatologie. Stuttgart 1954.
Schustroff, Wlados, zit. n. Swjatskaja.
Schweiger, H. G., S. Rapoport, E. Schölzel, Role of non-protein nitrogen in synthesis of haemoglobin in reticulocyte in vitro. Nature (London) *178*, 141 (1956).
Seelemann, K., Erythrocyten- und Hämoglobinumsatz im Zusammenhang mit der Geburt und im Verlauf der ersten Lebensmonate. Klin. Wschr. *33*, 647 (1955).
Seggel, K.-A., Über das Vorkommen fluoreszierender Erythrocyten. II. Untersuchungen an Anämiefällen des Menschen. Fol. haematol. *52*, 250 (1934).
Seggel, K.-A., Beiträge zum Blutfarbstoffwechsel der Anaemia perniciosa. Klin. Wschr. *16*, 382 (1937).
Seggel, K.-A., Fluoreszenzphänomen und Porphyringehalt der Erythrocyten. Erg. inn. Med. *58*, 582 (1940).

Seyfarth, C., R. Jürgens, Untersuchungen über das Verhalten der vitalgranulierten roten Blutzellen (Retikulocyten) bei Embryonen und Neugeborenen. Arch. path. Anat., Berlin, *266*, 676 (1927).
Simmel, H., Die osmotische Resistenz der Erythrocyten. Dtsch. Arch. klin. Med. *142*, 252 (1923).
Singer, K., E. B. Miller, W. Dameshek, Hematologic changes following splenectomy in man, with particular reference to target cells, hemolytic index and lysolecithin. Amer. J. Med. Sc. *202*, 171 (1941).
Singer, K., L. Weisz, Life cycle of erythrocyte after splenectomy and problems of splenic hemolysis and target cell formation. Amer. J. Med. Sc. *210*, 301 (1945).
Skramlik, v., zit. nach Tischendorf.
Stasney, J., G. M. Higgins, F. C. Mann, The effect on the developing red blood cells in the fetus of administering human and dog gastric juice to the adult rat during pregnancy. Amer. J. Med. Sc. *197*, 690 (1939).
Stewart, W. B., J. M. Stewart, M. J. Izzo, L. E. Young, J. Exper. Med. *91*, 147 (1950).
Surgenor, D. M., B. A. Koechlin, L. E. Strong, Chemical, clinical, and immunological studies on products of human plasma fractionation; metal-combining globulin of human plasma. J. Clin. Invest. *28*, 73 (1949).
Swatskaja, A., Experimentelle Untersuchungen über Erythropoese. Über den Zusammenhang zwischen dem Alter der Erythrocyten und ihrer osmotischen Resistenz und über die Verwendbarkeit der letzteren zur Beurteilung der Erythropoese. Zschr. exper. Path. *52*, 150 (1926).
Tetzner, K. H., Über siderophile Einschlußkörperchen in Zellen des erythropoetischen Systems. Diss. Freiburg/Br. 1953.
Thorell, B., Studies on the formation of cellular substances during blood cell production. Acta med. Scand. *129*, Suppl. 200 (1947).
Thorell, B., The relation of the synthesis of hemoglobin to the cellular growth during normal and certain pathological conditions. Acta path. microbiol. Scand. *25*, 54 (1948).
Thorell, B., Self-recording microspectrography and its applications on problems regarding the endocellular formation of hemoglobin. Faraday Soc. Discuss. 1950, 432.
Thorell, B., Cellular formation of intermediates during haemoglobin synthesis. Ciba Foundation Sympos. on porphyrin biosynthesis and metabolism. 1955, 174.
Tischendorf, F., Zur Morphologie der Milz. Materia med. Nordmark Beibl. Nr. 31.
Töppner, R., Die Wirkung von Röntgenstrahlen auf das Knochenmark. Zschr. exper. Med. *109*, 369 (1941).
Trachtenberg, F., Retikulocytenstudien. Folia haemat. *46*, 1 (1932).
Vannotti, A., Porphyrine und Porphyrinkrankheiten. In Handbuch d. Inn. Medizin, Springer-Verlag, Berlin-Göttingen-Heidelberg, 1944.
Vannotti, A., M. Closuit, A. Jaccottet, Nouvelles acquisitions dans le domaine du métabolisme du fer à l'aide d'un isotope radioactif. Bull. Schweiz. Akad. med. Wiss. *5*, 427 (1949).
Vannotti, A., A. Delachaux, Der Eisenstoffwechsel und seine klinische Bedeutung. Basel, 1942.
Voit, K., G. Roese, Über das Verhalten der Erythrocyten bleivergifteter Meerschweinchen zur Nuclealfärbung. Zschr. exper. Med. *47*, 734 (1925).
Walsh, R. J., E. D. Thomas, S. K. Chow, R. G. Fluharty, C. A. Finch, Iron metabolism. Heme synthesis in vitro by immature erythrocytes. Science, (Lancaster) *110*, 396 (1949).
Watson, C. J., J. R. Paine, Trans. Ass. Am. Physiol. *57*, 249 (1942).
Webster, S. H., Blood *4*, 479 (1949).
Wegelius, R., On changes in peripheral blood picture of newborn infant immediately after birth. Acta paediatr., (Stockh.) Suppl. 4, *35*, 1 (1948).

WEICKER, H., Das quantitative Gleichgewicht der Erythropoese. Klin. Wschr. *31*, 637 (1953).
WEICKER, H., Quantitative Retikulocytenprobleme. Schweiz. Med. Wschr. *85*, 947 (1955).
WEICKER, H., H. ERBSEN, M. WILD, Hämoglobingehalt und Hämoglobinkonzentration der Reticulocyten. Klin. Wschr. *33*, 962 (1955).
WHITBY, L. E. H., C. J. C. BRITTON, Disorders of the blood. Churchill, London, 1950.
WINTROBE, M. M., Clinical Hematology. 4th edn., London 1954.
WONG, S. Y., J. Biol. Chem. *77*, 409 (1928).
WRIGHT, EDMONDS, zitiert n. FRIEDERICI.
YOUNG, L. E., J. S. LAWRENCE, Maturation and destruction of transfused human reticulocytes. Evaluation of reticulocyte experiments for measurement of hemoglobin metabolism. J. Clin. Invest. *24*, 554 (1945).

Bei Fragen zur Produktsicherheit wenden Sie sich bitte an:
If you have any questions regarding product safety,
please contact:

Walter de Gruyter GmbH
Genthiner Straße 13
10785 Berlin
productsafety@degruyterbrill.com